协和护考

全国护士执业资格考试
优选卷（一）

第一单元　专业实务

中国协和医科大学出版社
北　京

第一单元
专 业 实 务

A1/A2 型题

答 题 说 明

以下每一道考题下面有 A、B、C、D、E 五个备选答案。请从中选择一个最佳答案。

1. 常规治疗焦虑症的药物不包括
   A. 地西泮
   B. 咪达唑仑
   C. 阿普唑仑
   D. 劳拉西泮
   E. 奋乃静
2. 传染病预防中，下列属于保护易感人群措施的是
   A. 计划免疫
   B. 封锁疫区
   C. 环境消毒
   D. 限制集会
   E. 停工停课
3. 关于痰的性状和痰量正确的描述为
   A. 痰的性状可分为黏液性、浆液性、血性和乳糜性
   B. 铁锈色痰多见于支气管扩张症
   C. 白色黏痰常见于肺水肿
   D. 肺泡癌可出现大量浆液性泡沫样痰
   E. 支气管胸膜瘘很少有痰
4. 为中毒患者洗胃前，应首先评估的内容是
   A. 意识状态
   B. 生命体征
   C. 毒物性质
   D. 中毒时间
   E. 口唇颜色
5. 小儿能量代谢中特有的能量消耗是
   A. 基础代谢
   B. 食物的特殊动力作用
   C. 活动
   D. 生长
   E. 排泄
6. 甲状腺功能亢进性心脏病患者最常出现的心律失常是
   A. 期前收缩
   B. 室性期前收缩
   C. 室上性心动过速
   D. 心房颤动
   E. 心室颤动
7. 对牙齿有腐蚀作用的药物宜
   A. 饭前服用
   B. 饭后服用
   C. 服后多饮水

D. 用吸管吸服

E. 服后不宜立即饮水

8. 关于子宫的描述，下列说法错误的是

A. 成人子宫重约 50g

B. 成年妇女子宫体与子宫颈之比为 2∶1

C. 子宫壁由内膜层、肌层、浆膜层组成

D. 子宫峡部指的是子宫体与子宫颈之间最狭窄的部位

E. 宫颈内口为宫颈癌的好发部位

9. 护理人员在临床工作中感染血源性传染病，最常见的原因是

A. 针刺伤

B. 侵袭性操作

C. 接触传染病患者的体液

D. 为传染病患者的污染伤口换药

E. 给传染病患者擦浴

10. 戴明环（PDCA 循环）管理中计划阶段的步骤不包括

A. 调查质量现状，分析并找出问题

B. 按照拟定的质量目标组织实施

C. 拟定针对主要原因的对策和措施

D. 找出影响质量的主要因素

E. 分析并提出产生质量问题的可能原因

11. 采集血细菌培养标本时，血量宜为

A. 2ml

B. 4ml

C. 5ml

D. 7ml

E. 10ml

12. 风湿热较少侵犯的脏器是

A. 心脏

B. 心脏瓣膜

C. 四肢关节

D. 皮肤

E. 肝

13. 对患者进行心理社会评估采用的最主要方法是

A. 体格检查

B. 交谈和观察

C. 心理社会测试

D. 阅读相关资料

E. 使用疼痛评估工具

14. 慢性胃炎患者服用多潘立酮的最佳时间是

A. 晨起空腹

B. 餐前

C. 餐中

D. 餐后

E. 睡前

15. 患者，男，46 岁。诊断为肝癌。护理此患者时，护士应具备的形象哪项不妥

A. 反应敏捷

B. 始终微笑

C. 乐观开朗

D. 关怀体贴

E. 善良可亲

16. 有关医嘱的说法，不正确的是

A. 医嘱是护士对患者实施治疗的依据

B. 执行医嘱时必须仔细核对

C. 执行医嘱后需签名

D. 抢救患者时，应立即执行口头医嘱

E. 护士发现医嘱有明显错误时，需告知相关医生

17. 患儿，3 岁。因先天性心脏病入院，3 天后并发心力衰竭，转入重症监护病房。患儿家长非常担心患儿情况，病房护士正确的处理方式是

A. 工作太忙可问其他护士

B. 问值班医生比较好

C. 告知其完全正常

D. 客观介绍患儿情况

E. 要注意隐私权，需对患儿病情保密

18. 小陈是患者严某的责任护士，但第一次交流失败，造成其失败的原因是

A. 表情沉着从容

B. 在患者吃饭前进行交谈

C. 热情介绍自己

D. 选择一个安静环境进行交谈

E. 仪表大方整洁

19. 有关护士素质，错误的叙述是

A. 护士应具备敏锐的观察能力

B. 任何问题必须自己解决，不需要合作

C. 应具备丰富的知识和熟练的技能

D. 对工作有高度责任心，做到慎言守密

E. 应具有健康的心理和强壮的体魄

20. 对骨盆的描述，下列正确的是

A. 骨盆由骶骨、尾骨和髋骨各 2 块组成

B. 骨盆分界线以上为假骨盆，是胎儿娩出的通道

C. 骨盆分界线以下为真骨盆，是胎儿娩出的通道

D. 骨盆入口平面呈纵椭圆形，有 2 条径线

E. 中骨盆平面呈横椭圆形，有 4 条径线

21. 患者，女，40 岁。不规则阴道流血、流液半年。检查：宫颈处可见菜花样组织，子宫大小正常，活动差。初步诊断为宫颈癌。其最常见的早期症状是

A. 接触性出血

B. 恶病质

C. 血性白带

D. 绝经后出血

E. 脓性恶臭白带

22. 患者，女，34 岁。反复中上腹饱胀不适 6 年，无黑粪和贫血。胃镜检查提示慢性胃窦炎伴糜烂。询问护士为明确诊断还需做哪项检查，回答正确的是

A. 粪便隐血试验

B. 幽门螺杆菌检查

C. 胃液检查

D. 内因子抗体检查

E. 壁细胞抗体检查

23. 患者，女，32 岁。胃溃疡未痊愈，主动要求出院，病区护士应完成的工作不包括

A. 在出院医嘱上注明“自动出院”

B. 根据出院医嘱，通知患者和家属

C. 指导患者办理出院手续

D. 教会家属静脉输液技术，以便后续治疗

E. 为患者或家属提供有关出院后健康教育的资料

24. 意识障碍的常见表现不包括

A. 嗜睡

B. 意识模糊

C. 昏睡

D. 眩晕

E. 昏迷

25. 患者，男，38 岁。铁钉刺伤足底 6 小时，伤口深度 2.5cm，来院时出血已经停止，伤口污染严重，创缘肿胀。下列

处理正确的是

A. 冲洗、消毒、包扎

B. 清创后包扎

C. 清创后一期缝合

D. 清创、注射破伤风抗毒素

E. 清创后以油纱条填塞

26. 临终患者临终阶段的心理反应，一般排列顺序为

A. 否认期、忧郁期、协议期、愤怒期、接受期

B. 否认期、协议期、愤怒期、接受期、忧郁期

C. 否认期、愤怒期、协议期、忧郁期、接受期

D. 忧郁期、愤怒期、否认期、协议期、接受期

E. 忧郁期、否认期、愤怒期、协议期、接受期

27. 某患者头部损伤后，出现球结膜下出血、鼻孔出血且有脑脊液流出，可能为

A. 鼻骨骨折

B. 颅盖骨折

C. 颅前窝骨折

D. 颅中窝骨折

E. 颅后窝骨折

28. 糖尿病患者，医嘱皮下注射短效胰岛素 8U，ac，30 分钟。ac 的执行时间是

A. 早上 8：00

B. 晚上 8：00

C. 临睡前

D. 饭前

E. 必要时

29. 如图所示，易发生压疮的部位不包括

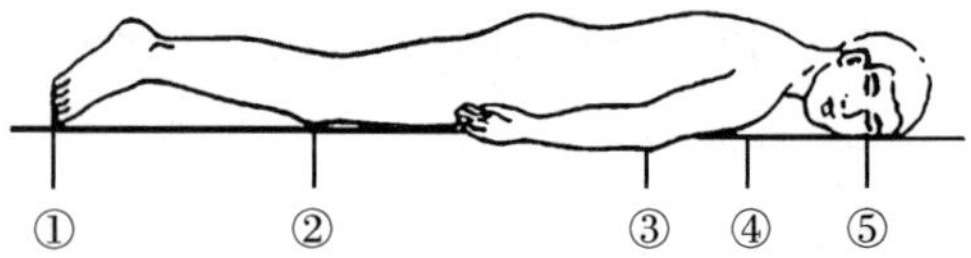

A. ①

B. ②

C. ③

D. ④

E. ⑤

30. 一位护士在与患者的交谈中，希望了解更多患者对其疾病的真实感受和治疗的看法。最适合的交谈技巧为

A. 认真倾听

B. 仔细核实

C. 及时鼓励

D. 封闭式提问

E. 开放式提问

31. 患者，女，55 岁。护士通过收集资料确认目前存在以下护理问题，应该首先解决的是

A. 腹泻

B. 语言沟通障碍

C. 皮肤完整性受损

D. 清理呼吸道无效

E. 营养失调：低于机体需要量

32. 某护士，业务水平较高，为人热情但脾气急躁，导致护患关系紧张。以下有利于其建立良好护患关系的措施是

A. 做好患者的心理护理

B. 加强工作责任心

C. 刻苦练习各项操作技术

D. 尽量减少与患者的交流和沟通

E. 学会控制情绪，耐心解释患者的疑问

33. 患者，女，37 岁。因颈部蜂窝织炎入院，护士为其制订护理计划，其中正确的护理措施不包括

A. 及早切开减压

B. 注意观察呼吸状况

C. 营养支持

D. 局部制动

E. 使用大剂量抗病毒药

34. 患者，男，28 岁。因急性阑尾炎住院治疗。术后，医生为让其尽快康复，未与患者商量就使用了价格较贵的抗生素，责任护士也未与患者沟通。患者康复出院时才发现高昂的住院费，表示非常不满。医护人员的行为侵犯了患者的何种权利

A. 平等医疗权

B. 知情同意权

C. 医疗诉讼权

D. 免除社会责任权

E. 保护隐私权

35. 下列选项中，哮喘急性发作常见的诱因是

A. 牛奶

B. 精神因素

C. 感染

D. 阿司匹林

E. 剧烈运动

36. 患者，女，72 岁。恶性肿瘤晚期，各脏器功能衰竭，为减轻环境因素对患者的影响，护理措施正确的是

A. 嘱咐家属说话声音应轻，避免患者听见

B. 禁止接触、抚摸患者，避免影响其睡眠

C. 多与患者沟通，以理解患者的意思

D. 环境要热闹一些，避免患者孤独

E. 闭眼困难，可用湿纱布覆盖双眼，防止角膜溃疡

37. 一位母亲，一见到自己的孩子就想将其扔下阳台，无法控制，但绝不采取行动。患者出现了

A. 强迫性对立思维

B. 强迫性动作

C. 强迫性穷思竭虑

D. 强迫性怀疑

E. 强迫意向

38. 关于特别护理记录单的书写，下列说法正确的是

A. 可用于一般患者的病情记录

B. 出入液量每日记录 7 次

C. 无须记录患者的脉搏和血压

D. 上午 7 点至下午 7 点用红色水笔记录

E. 上午 7 点至下午 7 点用蓝色水笔记录

39. 患者，男，29 岁。裂伤后 7 天，换药见肉芽组织表面光滑晶亮，呈淡红色，触及不出血，适宜的换药方法是

A. 5%氯化钠湿敷

B. 凡士林纱布覆盖

C. 含氯石灰硼酸溶液湿敷

D. 硝酸银烧灼

E. 3%过氧化氢湿敷

40. 患儿，1 岁。生后青紫，初步诊断为法洛四联症。近来家长带小儿就诊，准备手术，护士对家长的健康指导不包括

A. 预防肺炎

B. 增加活动量

C. 进一步诊断检查
D. 增加营养，增强体质
E. 改善心功能，近期手术

41. 患者，男，40 岁。右上腹肝区隐痛，伴恶心、呕吐。门诊查血清谷丙转氨酶升高。护士应立即采取的措施是
A. 详细询问病史
B. 告知门诊医生提前接诊
C. 进行心理护理
D. 转入隔离门诊诊治
E. 测量患者生命体征

42. 排列出院病历，体温单的上面是
A. 检验报告单
B. 医嘱记录
C. 病史及体格检查
D. 护理记录单
E. 住院病历封面

43. 患儿，男，7 岁。近 1 年来多饮、多尿、多食，体重下降，被诊断为 1 型糖尿病，其治疗的关键点是
A. 控制饮食
B. 保持体重
C. 运动治疗
D. 胰岛素治疗
E. 口服降糖药

44. 肝性脑病患者出现以下哪种情况应慎用谷氨酸钾
A. 腹水
B. 肝性脑病晚期
C. 功能性肾衰竭
D. 伴继发感染
E. 稀释性低钠血症

45. 患者，男，32 岁。诊断为十二指肠溃疡，入院治疗，幽门螺杆菌检测阳性。在该患者的治疗用药中，不恰当的是
A. 艾司奥美拉唑
B. 口服补液盐（ORS）溶液
C. 胶体果胶铋
D. 克拉霉素
E. 甲硝唑

46. 患者，男，50 岁。诊断为冠状动脉粥样硬化性心脏病、心绞痛。拟择日行主动脉-冠状动脉旁路移植手术。术前护士查房时发现患者一个人默默地对着窗户发呆，神情非常无助。耐心询问患者，患者诉说一方面担心手术发生意外，另一方面担心不手术会有心肌梗死的风险，所以非常恐惧。此时护士采取的措施不包括
A. 告诉患者手术没有任何风险
B. 指导患者放松的方法，做好术前心理准备
C. 请手术成功的患者现身说法，鼓励患者积极配合手术
D. 请患者家属一起做好患者的思想工作
E. 告诉患者手术对缓解病情、防止病情恶化有重要的作用

47. 患者，男，52 岁。患原发性高血压 15 年，昨天与人争吵后突然倒地昏迷，查体有一侧上下肢瘫痪及口斜眼歪。应考虑为
A. 癫痫发作
B. 急性心肌梗死
C. 脑血栓形成
D. 脑出血
E. 蛛网膜下腔出血

48. 下列外文缩写的中文译意，错误的是

A. qod：隔日 1 次

B. qd：每日 1 次

C. hs：每晚 1 次

D. qid：每日 4 次

E. biw：每周 2 次

49. 患者，男，42 岁。肝脏移植术后第 1 天，护士长安排 1 名护士专门对该患者进行 24 小时监护，此种护理工作方式是

A. 个案护理

B. 功能制护理

C. 小组制护理

D. 责任制护理

E. 系统化整体护理

50. 患者，女，32 岁。遵医嘱行青霉素皮肤试验，6 分钟后突然出现呼吸困难、发绀、意识丧失。此时护士应首先采取的措施是

A. 吸氧

B. 行心肺复苏术

C. 行气管切开术

D. 建立静脉通道

E. 皮下注射盐酸肾上腺素

51. 关于下肢骨牵引患者的护理，下列说法错误的是

A. 骨牵引针孔每日滴酒精

B. 牵引锤不接触地面

C. 定时测量患肢长度

D. 指导患者功能锻炼

E. 抬高床头 15~30cm

52. 患儿，男，2 个月。入院纠正脱水与酸中毒后，患儿突然发生惊厥，首先考虑为

A. 补液量不够

B. 低血镁

C. 补液速度太快

D. 低血钾

E. 低血钙

53. 患者，女，50 岁。胃癌术后静脉给予长春新碱治疗。对其护理措施错误的是

A. 静脉注射时若发现外渗，立即拔针

B. 外周静脉应选择粗直的血管

C. 静脉交替使用

D. 静脉推注药物前，先用生理盐水冲管

E. 静脉注射时若发现外渗，局部涂氢化可的松，冰敷 24 小时

54. 患者，男，60 岁。有高血压史 10 年，3 小时前生气后突然头痛、呕吐，随即昏迷，急诊入院，诊断为脑出血。查体：体温 37.4℃，脉搏 90 次/分，呼吸 23 次/分，血压 190/100mmHg。首要的处理措施是

A. 静脉滴注硝普钠降压

B. 快速静脉滴注甘露醇脱水

C. 肌内注射甲氧氯普胺止吐

D. 应用 6-氨基己酸止血

E. 应用抗生素预防感染

55. 产妇，33 岁。自然分娩一女婴。30 分钟后，胎盘未娩出，发现因子宫狭窄环所致的胎盘嵌顿，正确的处理措施是

A. 徒手伸入宫腔剥离胎盘

B. 牵拉脐带，协助胎盘娩出

C. 用刮匙取出残留胎盘

D. 按压宫底，协助胎盘娩出

E. 使用麻醉药后，用手取出胎盘

56. 患儿，2 岁。因佝偻病入院。医嘱：鱼肝油 10 滴，每日 1 次。护士为患儿配

药时，在药杯中都先加少量温开水，再加鱼肝油，其原因是

A. 有利于吞服
B. 减少药量损失
C. 减少药物毒性
D. 避免药物挥发
E. 稀释药物

57. 肛裂常发生于肛管的

A. 前正中位
B. 后正中位
C. 左侧
D. 右前位
E. 左后位

58. 患者，女，29 岁。妊娠 32 周，阴道流血 2 次，量不多，今日突然阴道流血多于月经量，无腹痛。体格检查：血压 100/80mmHg，脉搏 96 次/分，宫高 30cm，腹围 85cm，臀先露，未入盆，胎心 140 次/分。其诊断最可能是

A. 阴道静脉曲张破裂
B. 妊娠合并宫颈癌
C. 妊娠合并宫颈息肉
D. 前置胎盘
E. 胎盘早剥

59. 患者的临床特征：头脑中经常突然出现不属于自己的许多想法，无法摆脱。这种表现很可能是

A. 强迫思维
B. 思维扩散
C. 幻觉
D. 思维奔逸
E. 思维云集

60. 发生溶血反应，出现黄疸和血红蛋白尿的原因是

A. 红细胞凝集成团阻塞小血管
B. 凝集的红细胞溶解，血红蛋白释放入血浆
C. 大量血红蛋白从血浆进入肾小管形成结晶
D. 肾小管内皮缺血、缺氧而坏死脱落
E. 发生急性肝细胞坏死，大量胆红素释放入血

61. 中医情志是指

A. 怒、喜、思、悲、恐
B. 气、血、津、精、神
C. 风、寒、暑、湿、火
D. 酸、苦、甘、辛、咸
E. 心、肝、脾、肺、肾

62. 脊柱出现腰椎前凸的时间是

A. 出生时
B. 3 个月
C. 6 个月
D. 9 个月
E. 12 个月

63. 患儿，5 月龄。因惊厥持续 4 分钟来院就诊。患儿为人工喂养，未加辅食。1 周来易哭闹，睡眠不稳，无发热、咳嗽，大小便正常。查体：体温 37.5℃，面肌颤动，面色发绀，四肢抖动，神志清醒，前囟平软，2cm×2cm，枕部有乒乓球感。患儿惊厥的原因可能是

A. 化脓性脑膜炎
B. 维生素 D 缺乏引起的手足搐搦
C. 热性惊厥
D. 小儿癫痫
E. 婴儿痉挛症

64. 糖尿病最严重的慢性并发症是

A. 糖尿病酮症酸中毒

B. 感染
C. 糖尿病足
D. 心血管病变
E. 白内障、青光眼

65. 改善成人急性呼吸窘迫综合征患者缺氧的最佳措施是
A. 持续高流量吸氧
B. 按时使用有效抗生素
C. 呼气末正压通气
D. 避免输液过量过快
E. 鼓励深呼吸和排痰

66. 风湿热的发生与以下哪项感染有关
A. 军团菌
B. 肺炎链球菌
C. 鼻病毒
D. 溶血性链球菌
E. 幽门螺杆菌

67. "六气"是指
A. 六种时令疫邪
B. 六种致病因素
C. 六种病理产物
D. 六种外感病邪的总称
E. 六种自然界的气候变化

68. 留取血吸虫孵化检查的粪便标本应
A. 于进试验饮食 3~5 天后留取
B. 取黏液、脓、血部分
C. 将便盆加热后留取全部粪便
D. 用竹签取脓血黏液粪便置培养管内
E. 取少量异常粪便置蜡纸盒内送检

69. 下列选项中，引起腹外疝的两个主要原因为
A. 妊娠与重体力劳动
B. 腹水与便秘
C. 腹壁强度低与腹内高压
D. 外伤与感染造成腹壁缺损
E. 腹股沟管与股管宽大

70. 低钾低氯性碱中毒最可能出现于
A. 尿毒症
B. 胃手术后
C. 大量输血
D. 术后少尿
E. 严重创伤

71. 初产妇，33 岁。确诊为妊娠合并糖尿病，该病致新生儿常见的危害是
A. 新生儿溶血症
B. 先天性心脏病
C. 高胆红素血症
D. 呼吸窘迫综合征
E. 新生儿寒冷损伤综合征

72. 患者，男，20 岁，建筑工人。不慎从脚手架上跌下，造成严重颅脑损伤。需密切观察病情，随时救治，应给予的护理等级是
A. 特级护理
B. 一级护理
C. 二级护理
D. 辅助护理
E. 监护护理

73. 法洛四联症患儿青紫的轻重取决于
A. 主动脉骑跨程度
B. 卵圆孔是否关闭
C. 室间隔缺损大小
D. 右心室肥厚程度
E. 肺动脉狭窄程度

74. 多器官功能障碍综合征可并发于
A. 急性单纯性胆管炎
B. 急性梗阻性化脓性胆管炎
C. 急性胆管炎

D. 亚急性化脓性胆管炎

E. 慢性梗阻性胆管炎

75. 关于腰椎间盘突出症患者围手术期的功能锻炼，叙述错误的是

A. 术前教会患者正确的坐起方法

B. 坚持四肢肌肉和关节的功能练习

C. 腰背肌锻炼一般从术后 7 天开始

D. 麻醉清醒后每 3 小时翻身 1 次

E. 术后指导患者进行行走训练

76. 患者，女，43 岁。2 级高血压。患者有头晕、失眠、心悸等症状。护士通过收集资料了解到该患者存在知识缺乏，并为其制订护理计划。此时护士与患者处于护患关系发展时期的

A. 熟悉期

B. 工作期

C. 进展期

D. 初始期

E. 结束期

77. 用平车搬运腰椎骨折患者时，下列措施哪项不妥

A. 车上垫木板

B. 先做好骨折部位的固定

C. 宜用四人搬运法

D. 下坡时头在后

E. 让家属推车，护士在旁密切观察

78. 急性肾小球肾炎水肿期，选择下列哪种饮食为宜

A. 无盐、高糖、高蛋白

B. 低盐、高糖、高蛋白

C. 低盐、高糖、低蛋白

D. 无盐、高糖、低蛋白

E. 低盐、普通饮食

79. 实施无痛肌内注射的措施，下列哪项不妥

A. 患者侧卧位时上腿弯曲

B. 患者俯卧位时足尖相对，足跟分开

C. 推注药液速度缓慢

D. 同时注射两种药液时，应后注射刺激性强的药液

E. 不在有硬结的部位进针

80. 患者，男，35 岁。上班途中遭遇车祸，急诊入院。胸部 X 线检查可见肋骨骨折断裂线，则该患者最可能发生骨折的部位是图中的

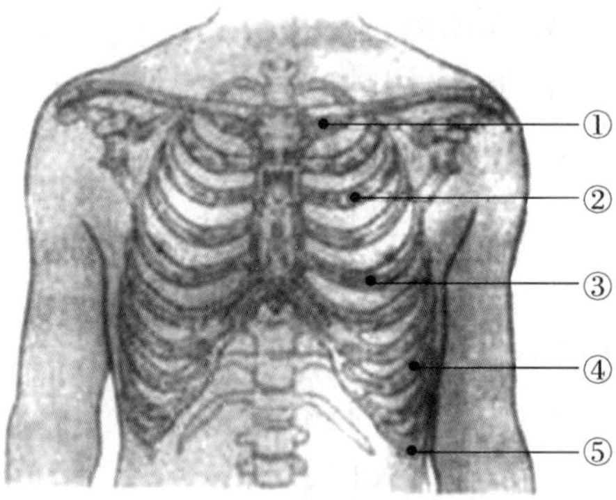

A. ①

B. ②

C. ③

D. ④

E. ⑤

81. 患者，女，58 岁。直肠癌晚期进行化学治疗，需定期检查血常规，护士再次采血时患者拒绝，并说“我太瘦了，血都快没了，不采了！”此时护士最适宜的回答是

A. “您怎么这么不听话啊？采血不是为您好吗？”

B. “那您找你主治医生去吧！他若同意

不化验就行。”

C. “不采就算了，反正您的血管也不好扎。”

D. “采血是为了监测您的病情，必须得采！”

E. “采血是为了更好地治疗，请您配合好吗？”

82. 孕妇，26 岁。因妊娠高血压应用硫酸镁治疗，发生中毒现象，除应停药外，还应给予

A. 5%的葡萄糖静脉滴注

B. 肌内注射山莨菪碱

C. 静脉滴注 50%葡萄糖

D. 静脉滴注 10%葡萄糖酸钙

E. 静脉滴注低分子右旋糖酐

83. 抑郁症患者出现负性思考时，护士正确的做法是

A. 指出患者的想法不符合实际

B. 调动患者的积极情绪阻断负性思考

C. 给患者讲解负性思考的危害

D. 给予药物治疗

E. 隔离患者以免发生危险

84. 患者，女，60 岁。今晨行胰头十二指肠切除术，下午更换卧位后半小时内，护士发现腹腔引流管突然引流出 300ml 鲜红色血性液体。此时正确的处理是

A. 协助患者取半卧位

B. 低流量给氧

C. 严密观察生命体征，报告医生

D. 加快输液输血速度

E. 继续观察

85. 患者，男，37 岁。2 日前不慎从高处坠下后发生多根多处肋骨骨折，立即进行手术，下列哪项不是术后促进患者排痰的方法

A. 鼓励患者咳嗽、咳痰

B. 痰液黏稠者给予雾化吸入

C. 指导患者深呼吸和有效地咳嗽、咳痰

D. 刺激气管诱发咳嗽、排痰

E. 用面罩法使患者充分吸氧

86. 某肺气肿患者进行如图所示的呼吸锻炼，其目的不包括

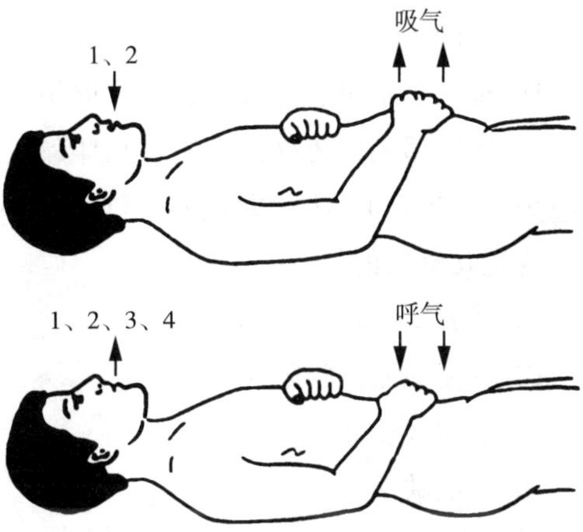

A. 提高支气管内压

B. 增加肺泡通气量

C. 改善呼吸功能

D. 增强呼吸肌的肌力和耐力

E. 降低呼吸阻力

87. 给婴儿口服脊髓灰质炎减毒活疫苗时，下列做法正确的是

A. 用温热水送服

B. 用热开水送服

C. 冷开水送服或含服

D. 热开水溶解后服用

E. 服后半小时可饮用热牛奶

88. 扩张型心肌病的主要体征是

A. 心率快时呈奔马律

B. 心脏扩大
C. 合并心律失常
D. 肝大
E. 血管栓塞

89. 属于医疗事故的情形是
A. 在现有医学科学技术条件下，发生无法预料或者不能预防的不良后果的
B. 无过错输血感染造成不良后果的
C. 因患方原因延误诊疗导致不良后果的
D. 抢救车祸患者导致患者声带损伤
E. 使用超剂量药物，导致患儿耳聋

90. 患者，男，65 岁。慢性胃炎 5 年，下列为主观资料的是
A. 体温 37. 2℃
B. 粪便隐血试验阳性
C. 上腹轻压痛
D. 食欲缺乏
E. 胃酸缺乏

91. 患者，女，76 岁。因冠状动脉粥样硬化性心脏病收入院。护士在对其进行评估后，用 PES 公式书写护理诊断，其中 S 代表
A. 患者的主诉
B. 患者的症状和体征
C. 导致患者产生健康问题的相关因素
D. 患者的既往史
E. 患者的健康问题

92. 护士为颅内高压的患者输注 20%甘露醇 250ml，估计静脉滴注需要的时间是
A. 5~10 分钟
B. 15~30 分钟
C. 31~45 分钟
D. 40~50 分钟
E. 61~80 分钟

93. 患者，女，57 岁。膀胱癌术后行膀胱内灌注化学治疗，下列护理措施哪项不正确
A. 评估患者的憋尿能力
B. 先排空膀胱内的尿液
C. 灌注后分别取俯、平、左侧、右侧卧位
D. 每 15~30 分钟轮换体位 1 次
E. 告诉患者需持续灌注半年至一年

94. 下列做法中，属于违反护理操作工作制度及操作规程的是
A. 加压输液时守护患者
B. 严格执行查对制度
C. 值班医生不在，护士根据需要自行调整医嘱
D. 严格执行交接班制度
E. 严格执行无菌操作

95. 为了给患者补充热量，输液中应选用
A. 各种血浆代用品
B. 0. 9%氯化钠
C. 5%碳酸氢钠
D. 5%~10%葡萄糖溶液
E. 50%葡萄糖注射液

96. 患者，男，39 岁。慢性肾小球肾炎入院，护士为患者选择的合适饮食中可减轻肾小球的高压、高灌注、高滤过状态的是
A. 优质蛋白饮食即可
B. 低蛋白、低磷、低钠饮食
C. 低蛋白饮食
D. 高蛋白、低钠饮食
E. 高蛋白、低磷饮食

97. 牙痛时应用冷疗的目的是

A. 控制牙髓炎症扩散

B. 降低毛细血管通透性，减轻组织充血

C. 降低组织代谢和需氧量

D. 降低细胞代谢

E. 减轻牙龈出血

98. 患者，女，36 岁。近几日感到外阴瘙痒，白带增多，呈稀薄状且有腥臭味，应建议她到医院做

A. 阴道分泌物悬滴检查

B. 宫颈刮片

C. 宫颈管涂片

D. 阴道侧壁涂片

E. 阴道窥器检查

99. 患者，女，20 岁。蹲在地上找东西，突然站起后感到眼前发黑。护士为患者测血压时，血压计袖带下缘距肘窝的距离应为

A. 1.0~1.5cm

B. 2~3cm

C. 1.0~1.5mm

D. 2~3mm

E. 4~5cm

100. 患者，男，72 岁。肝性脑病，昏迷状态，给予呼吸机辅助呼吸。近 1 周患者高热并发肺部感染，给予大量抗生素治疗。今晨护士为其行口腔护理时发现其口腔黏膜破溃，创面上附着白色膜状物，拭去附着物可见创面轻微出血。护士为该患者行口腔护理时，最适宜的漱口液是

A. 蒸馏水

B. 0.1%醋酸

C. 过氧化氢溶液

D. 0.02%呋喃西林

E. 1%~4%碳酸氢钠

A3/A4 型题

答题说明

以下提供若干个案例，每个案例有若干个考题。请根据各考题题干所提供的信息，在每题下面的 A、B、C、D、E 五个备选答案中选择一个最佳答案。

（101~104 题共用题干）

患者，女，25 岁。左侧头部着地摔伤，曾出现意识丧失，无头痛、呕吐。查体：血压 118/72mmHg，脉搏 78 次/分，呼吸 19 次/分；神志清醒，对答切题；左耳有血性液体流出。

101. 此患者最有可能发生了

A. 脑震荡

B. 颅顶骨折

C. 颅前窝骨折

D. 颅中窝骨折

E. 颅内压降低

102. 根据目前患者情况，最重要的治疗是

A. 遵医嘱用药

B. 降低血压

C. 严密观察意识情况

D. 减轻脑水肿，降低颅内压

E. 预防压疮及躁动时意外损伤

103. 护士在护理该患者时可采取以下措施，除外

A. 禁忌腰椎穿刺

B. 抬高头部，促进瘘口封闭

C. 可用棉球阻塞耳道

D. 严禁经耳部滴药、冲洗

E. 避免用力咳嗽、打喷嚏、擤鼻涕

104. 若患者再次出现头痛、呕吐，伴意识障碍，最可能出现了

A. 脑出血

B. 帽状腱膜下出血

C. 硬脑膜外血肿

D. 急性硬脑膜下血肿

E. 慢性硬脑膜下血肿

（105~108 题共用题干）

患者，男，42 岁。诊断为肝癌晚期入院。检查发现其为乙肝大三阳。

105. 入院指导时告知患者，病区的清洁区是

A. 医护办公室

B. 病区走廊

C. 化验室

D. 值班室

E. 患者浴室

106. 护士为其输液拔针后，手背上不慎污染了患者的血液，采用刷手法进行手的消毒，以下操作中哪项是不正确的

A. 按前臂、腕部、手背、手掌、手指、指缝、指甲顺序彻底刷洗

B. 每只手每次刷半分钟

C. 用流动水洗手时，使污水从指尖流向前臂

D. 每只手要重复刷两次

E. 刷手的范围应超过被污染的范围

107. 护士对该患者实施护理操作时，以下哪项是正确的

A. 穿隔离衣后，可随意活动

B. 护理完患者后，先摘口罩，再洗手

C. 口罩摘下后，应将清洁面向内折叠

D. 护理操作前用物计划周全，以省略反复穿脱隔离衣及手的消毒

E. 穿隔离衣后仅用避污纸接触患者，脱衣后可不用消毒双手

108. 患者因病情加重，抢救无效死亡。进行终末消毒时，下列哪项做法是错误的

A. 病室开窗通风

B. 地面用消毒液擦拭

C. 被服先清洗再消毒

D. 棉胎、床垫、枕芯等日光暴晒 6 小时

E. 消毒过程中，禁止无关人员进入消毒区域

（109~110 题共用题干）

患者，女，56 岁。因乳腺癌入院，治疗拟行乳腺癌大部分切除术，术前护士及时了解患者心态，为其介绍手术的过程及注意事项，消除患者思想顾虑。

109. 该行为体现了尊重患者的哪项权利

A. 基本医疗权

B. 知情同意权

C. 疾病认知权

D. 保护隐私权

E. 医疗监督权

110. 患者平时比较关注的病情，在护士沟通完之后，询问是否可以实施乳腺全

切术。该患者在实行自己的哪项权利

A. 知情权

B. 监督权

C. 选择权

D. 个人隐私被保护的权利

E. 平等享受医疗的权利

(111~113 题共用题干)

患者，男，68 岁。因脑出血急诊入院。查体：神志不清，体温 37.9℃。遵医嘱使用冰帽。

111. 该患者使用冰帽的最主要目的是

A. 减轻疼痛

B. 控制炎症扩散

C. 降低体温

D. 减轻出血和降低头部温度，并预防脑水肿

E. 抑制脑部血液循环

112. 使用冰帽过程中，操作方法正确的是

A. 用锤子将冰块敲成小块后，直接装入冰帽

B. 后颈部和两耳处衬垫海绵

C. 两耳内塞脱脂棉球

D. 放置时间超过 30 分钟

E. 冰帽内冰块融化后直至冰帽内温度达到 10℃更换

113. 使用冰帽过程中的注意事项，下列错误的是

A. 观察头部皮肤的变化

B. 每 30 分钟测量肛温 1 次

C. 使肛温维持在 36℃左右

D. 观察患者的心率

E. 耳郭部位防止出现发绀、麻木和冻伤

(114~117 题共用题干)

患者，女，26 岁。上腹部持续疼痛 2 月余，疼痛多在空腹时发生，进食后可缓解，夜间常痛醒，伴食欲缺乏、反酸、嗳气。

114. 该患者最可能的诊断是

A. 急性胃炎

B. 慢性胃炎

C. 胃溃疡

D. 十二指肠溃疡

E. 胃食管反流病

115. 可建议患者进行哪项检查以明确诊断

A. 胃镜

B. 胃液分析

C. X 线钡剂造影

D. 粪便隐血试验

E. 幽门螺杆菌检测

116. 今晨患者突然出现上腹部剧痛，逐渐蔓延至全腹痛。体格检查：腹肌紧张，有明显压痛和反跳痛，肝浊音区消失，肠鸣音减弱。该患者最可能出现了

A. 出血

B. 穿孔

C. 幽门梗阻

D. 癌变

E. 肝硬化

117. 治疗好转后指导患者避免餐间零食，其目的是

A. 减轻腹痛

B. 避免胃窦扩张

C. 避免刺激胃液分泌

D. 维持胃酸正常分泌节律

E. 增加唾液分泌，中和胃酸

(118~120 题共用题干)

患儿，足月儿，生后 6 天。发热，拒乳，哭闹不安。查体：体温 38.2℃，脐带

根部红肿，脐窝有渗液，血常规示白细胞计数增多。

118. 该患儿最可能为

A. 新生儿败血症

B. 病理性黄疸

C. 新生儿颅内出血

D. 新生儿脐炎

E. 新生儿破伤风

119. 引起该疾病最常见的病原菌是

A. 真菌

B. 破伤风梭菌

C. 铜绿假单胞菌

D. 溶血性链球菌

E. 金黄色葡萄球菌

120. 患儿局部皮肤消毒可选用

A. 3%过氧化氢

B. 95%乙醇

C. 0.1%苯扎溴铵

D. 2%乳酸

E. 0.02%氯己定

参考答案

第一单元　专业实务

1. E　2. A　3. D　4. C　5. D　6. D
7. D　8. E　9. A　10. B　11. C　12. E
13. B　14. B　15. B　16. D　17. D
18. B　19. B　20. C　21. A　22. B
23. D　24. D　25. D　26. C　27. C
28. D　29. C　30. E　31. D　32. E
33. E　34. B　35. C　36. E　37. E
38. E　39. A　40. B　41. D　42. B
43. D　44. C　45. B　46. A　47. D
48. C　49. A　50. E　51. E　52. E
53. A　54. B　55. E　56. B　57. B
58. D　59. A　60. B　61. A　62. E
63. B　64. D　65. C　66. D　67. E
68. B　69. C　70. B　71. D　72. A
73. E　74. B　75. D　76. B　77. E
78. C　79. A　80. C　81. E　82. D
83. B　84. C　85. E　86. A　87. C
88. B　89. E　90. D　91. B　92. B
93. E　94. C　95. D　96. B　97. B
98. A　99. B　100. E　101. D　102. C
103. C　104. C　105. D　106. C　107. D
108. C　109. B　110. C　111. D　112. B
113. C　114. D　115. A　116. B　117. D
118. D　119. E　120. A

解　析

扫码查看
相关内容

协和护考

全国护士执业资格考试
优选卷（一）

第二单元　实践能力

中国协和医科大学出版社
北　京

第二单元
实 践 能 力

A1/A2 型题

答 题 说 明

以下每一道考题下面有 A、B、C、D、E 五个备选答案。请从中选择一个最佳答案。

1. 关于子宫收缩力的特点，下列说法不正确的是
   A. 对称性
   B. 节律性
   C. 随意性
   D. 极性
   E. 缩复作用
2. 早期确诊肺癌，最简单有效的方法是
   A. 胸腔积液查癌细胞
   B. 痰查癌细胞
   C. 放射性核素扫描
   D. 支气管镜
   E. 纵隔镜
3. 支气管扩张症患者在施行体位引流时，错误的护理是
   A. 引流通常在餐前进行
   B. 根据病变部位选择体位
   C. 引流时鼓励患者深呼吸
   D. 引流时间每次 30 分钟以上
   E. 引流完毕后给予漱口
4. 口唇呈樱桃红色、意识丧失，常提示
   A. 一氧化碳中毒
   B. 有机磷农药中毒
   C. 阿托品中毒
   D. 铅中毒
   E. 氯丙嗪中毒
5. 肝硬化门静脉高压症最突出的临床表现为
   A. 厌油腻
   B. 消瘦乏力
   C. 齿龈出血
   D. 腹水
   E. 黄疸
6. 大咯血是指 24 小时咯血量超过
   A. 100ml
   B. 200ml
   C. 300ml
   D. 400ml
   E. 500ml
7. 患者，女，36 岁。因“慢性阑尾炎急性发作”入院拟行手术治疗，护士对该患者采取的护理措施错误的是
   A. 禁服泻药
   B. 禁食
   C. 减轻患者术前焦虑
   D. 疼痛时给予镇痛药

E. 禁止灌肠

8. 患者，男，42 岁。十二指肠溃疡病史 10 年。近 2 个月来上腹胀满不适，伴反复呕吐酸臭味宿食。术前诊断最可靠的检查是

A. X 线钡剂造影

B. 血培养

C. MRI

D. 胃镜

E. 腹部 CT

9. 下列心律失常中，可通过缓解情绪控制的是

A. 心房颤动

B. 心房扑动

C. 心室颤动

D. 二度房室传导阻滞

E. 房性期前收缩

10. 下列沟通技巧中，不正确的是

A. 沟通时注意力集中，认真倾听患者诉说

B. 双方的距离以能看到对方表情为宜

C. 适当保持眼神交流并及时给予反馈，让患者感觉到自己的话很受重视

D. 应适时、适度地给予反馈

E. 使患者处于仰视位

11. 患者，男，59 岁。测得收缩压为 165mmHg，舒张压为 80mmHg，以下最有可能的是

A. 心包积液

B. 心肌梗死

C. 心动过速

D. 主动脉瓣关闭不全

E. 休克

12. 患者的临床表现：无任何客观原因刺激的情况下容易有精神紧张、坐立不安。在排除器质性疾病之后，最可能的诊断是

A. 情感幼稚

B. 易激惹

C. 焦虑

D. 强制性哭笑

E. 情绪高涨

13. 患者，女，38 岁。无任何诱因突发四肢抽搐，呼吸急促、面色发绀、两眼上翻、口吐白沫、呼之不应。急诊就医时，再次发作，此时不正确的做法是

A. 解开衣领

B. 将患者的头部侧向一边

C. 使用牙垫或压舌板

D. 按压患者的肢体以制止抽搐

E. 床旁加床栏

14. 患者，男，55 岁。因双下肢中度水肿、尿蛋白（+++）入院。查血清蛋白 20g/L，诊断为肾病综合征，下列首选的治疗药物是

A. 环孢素

B. 泼尼松

C. 长春新碱

D. 安西他滨

E. 多柔比星

15. 为防止急性白血病患者继续感染，错误的护理措施是

A. 做好口腔护理，经常漱口

B. 保持皮肤清洁，防止破损

C. 保持排便通畅，以防肛裂

D. 限制探视

E. 使用药物尽量采用肌内注射

16. 患儿，女，8 月龄。体温 40.2℃，表现为哭闹、抽搐、呕吐、尖声哭叫、囟门隆起等，诊断为流行性脑脊髓膜炎。该患儿为

流行性脑脊髓膜炎的哪一临床类型

A. 慢性败血症型

B. 轻型

C. 暴发型

D. 重型

E. 普通型

17. 患者，男，32 岁。由于天气炎热，于布置室外舞台设施时突然体温上升至 40.5℃左右约 4 小时，面色潮红，皮肤灼热，无汗，呼吸脉搏增快，判断此时的临床表现属于

A. 低热上升期

B. 高热上升期

C. 高热持续期

D. 中度热上升期

E. 过高热持续期

18. 患者，女，60 岁。因尿失禁留置导尿管，引流通畅但尿色黄、混浊，医嘱抗感染治疗。护理方面应注意

A. 热敷下腹部

B. 定时更换卧位

C. 经常清洗尿道口

D. 鼓励多饮水冲洗膀胱

E. 立即拔出导尿管

19. 急性盆腔炎确定为厌氧菌感染时，首选的抗生素是

A. 青霉素

B. 甲硝唑

C. 红霉素

D. 庆大霉素

E. 阿奇霉素

20. 急性心力衰竭时，患者采取半坐卧位的主要目的是

A. 增加胸腔容积

B. 减少静脉回心血量

C. 减小胸、腹肌肉张力

D. 引流腹水

E. 减轻腹腔脏器对心脏的压力

21. 患者，女，29 岁。妊娠 28 周，产前检查均正常，咨询监护胎儿情况最简单的方法，应指导其采用

A. 胎心听诊

B. 自我胎动计数

C. 测宫高、腹围

D. B 超检查

E. 电子胎心监护

22. 患儿，女，8 岁。确诊水痘，现处于出疹期，自述皮疹瘙痒难忍。护士给予患儿的护理措施正确的是

A. 指导其可隔衣物挠抓皮疹患处

B. 皮疹完全消退前不可洗澡，以防感染

C. 局部可涂抹地塞米松

D. 遵医嘱口服抗组胺药

E. 皮疹处不可涂抹炉甘石洗剂

23. 患儿，男，9 个月。因发热、咳嗽 3 天入院。3 天前患儿面部一疖肿挑破后，当晚即发热，次日体温 40℃，并伴咳嗽、呼吸困难。查体：体温 39.8℃，营养欠佳，重病容，鼻翼扇动，唇发绀，全身皮肤可见猩红热样皮疹，双肺满布中、细湿啰音。患儿发病最可能的原因是

A. 腺病毒肺炎

B. 支原体肺炎

C. 衣原体肺炎

D. 呼吸道合胞病毒肺炎

E. 金黄色葡萄球菌肺炎

24. 患者，女，48 岁。哮喘持续发作，呼吸 36 次/分，吸气时脉搏明显减弱。此时该患者的脉搏属于

A. 奇脉

B. 脉搏短绌

C. 洪脉

D. 交替脉

E. 水冲脉

25. 患者，女，32 岁。因车祸发生脾破裂、开放性气胸、闭合性胫腓骨骨折，抢救时首先应

A. 输血、输液

B. 固定骨折肢体

C. 镇静、镇痛

D. 封闭胸壁伤口

E. 应用抗生素

26. 患者，女，23 岁。1 周前无意中发现左乳有一无痛性肿块。查体：肿块位于左乳内上象限，光滑，活动度大，质韧，双侧腋窝未触及肿大淋巴结。该患者应采取的治疗措施是

A. 长期口服三苯氧胺

B. 局部热敷

C. 肿块切除，手术中病理检查

D. 乳腺腺叶切除

E. 乳房切除

27. 输卵管妊娠最易发生破裂的部位是图中的

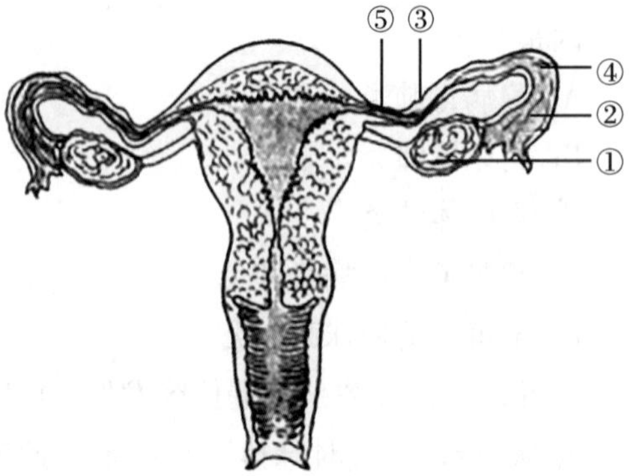

A. ①

B. ②

C. ③

D. ④

E. ⑤

28. 患儿，6 个月。患鹅口疮 5 天，其首选的护理诊断/问题是

A. 疼痛，与口腔黏膜炎症有关

B. 营养失调，与拒食有关

C. 体温过高，与感染有关

D. 口腔黏膜改变，与感染有关

E. 皮肤完整性受损，与感染有关

29. 患者，女，20 岁。白天总是竭力维持醒觉状态，但无能为力，在进餐、走路时也能入睡，该患者的症状是

A. 猝倒症

B. 嗜睡症

C. 睡眠瘫痪

D. 发作性睡病

E. 睡梦中呼吸停止

30. 侵蚀性葡萄胎与绒毛膜癌的主要鉴别点是

A. 继发良性葡萄胎后的时间

B. 症状轻重

C. 体内 HCG 浓度高低

D. 有无黄素囊肿

E. 病理切片中有无绒毛结构

31. 患者，女，35 岁。妊娠 10 周。行负压吸引术后不规则阴道出血 3 个月余，在当地医院诊断为“绒毛膜癌”，现转本院做进一步治疗，患者主诉近来出现不明原因咳嗽、胸痛、反复咯血。胸部 X 线片可见肺部阴影，首先考虑该患者发生了

A. 肺结核

B. 肺炎
C. 腹膜炎
D. 肺脓肿
E. 肺转移

32. 患儿，男，1 岁。诊断为室间隔缺损 8 个月。3 天前出现发热、咳嗽，近 1 天来咳嗽、呼吸急促，三凹症明显，尿少，急诊入院。体格检查：T 38℃，P 160 次/分，R 35 次/分，肝肋下 5cm。诊断为室间隔缺损合并心力衰竭，服用洋地黄时，考虑出现心血管系统中毒反应的是
A. 室性期前收缩
B. 视物模糊
C. 恶心、呕吐
D. 腹胀明显
E. 复视，黄、绿视

33. 患者，男，32 岁。常规心电图平均 PP 间隔为 15 小格，护士为其计算心率为
A. 60 次/分
B. 75 次/分
C. 85 次/分
D. 90 次/分
E. 100 次/分

34. 肺源性心脏病肺动脉高压形成的最主要因素是
A. 缺氧
B. 血容量增加
C. 血液黏稠度增加
D. 继发性红细胞增多
E. 肺部毛细血管微小栓子形成

35. 患儿，女，3 岁。病史显示其出生后青紫逐渐加重。查体：杵状指，胸骨左缘第 3 肋间可闻及Ⅲ级收缩期杂音。诊断为法洛四联症。为其行胸部 X 线检查，其结果最可能提示
A. 右心房、右心室肥厚
B. 左心室肥厚呈梨形心
C. 右心室肥厚呈靴形心
D. 左心室、右心室肥厚
E. 左心房、右心室肥厚

36. 足月男婴，生后 2 周。黄疸逐渐加重，以结合胆红素增加为主，肝脏进行性增大，粪便灰白色。家属咨询原因，护士的正确回答是
A. 生理性黄疸
B. 母乳性黄疸
C. 新生儿溶血症
D. 新生儿败血症
E. 新生儿胆道闭锁

37. 患者，男，64 岁。诊断为“肺源性心脏病”，吸入氧浓度为 33%，应调节氧流量为
A. 1L/min
B. 2L/min
C. 3L/min
D. 4L/min
E. 5L/min

38. 新生儿肺透明膜病的主要病因是
A. 肺发育不良
B. 肺部炎症
C. 气管异物
D. 缺乏肺泡表面活性物质
E. 先天性心脏病

39. 患者，男，25 岁。诊断为重型再生障碍性贫血 1 月余。某日患者突然出现头痛、头晕、视物模糊、呼吸急促，根据其目前状况，护士在处理时不正确的操

作是

A. 立即去枕平卧，头偏向一侧

B. 迅速建立两条静脉通道

C. 保持呼吸道通畅，吸氧

D. 保持皮肤清洁，定时翻身

E. 观察并记录患者的生命体征，意识状态

40. 护理高血压病患者，下列哪项措施不正确

A. 协助用药，尽快将血压降至较低水平

B. 改变体位时动作宜缓慢

C. 沐浴时水温不宜过高

D. 头晕、恶心时协助其平卧并抬高下肢

E. 保持排便通畅

41. 孕妇，31 岁，孕 2 产 1。现妊娠 37 周，因腹痛、阴道出血 1 小时急诊入院。B 超检查提示为“胎盘早剥”。急诊护士应首先采取的护理措施是

A. 做好阴道检查的准备

B. 预防产后出血

C. 立即建立静脉通道

D. 做好剖宫产术前准备

E. 做好阴道分娩的准备

42. 患者，男，23 岁。示指刺伤 5 天。患指肿胀、搏动性疼痛，手下垂时疼痛加剧，伴轻度发热，拟诊为化脓性指头炎。最常见的致病菌是

A. 白念珠菌

B. 大肠埃希菌

C. 拟杆菌

D. 金黄色葡萄球菌

E. 沙门菌

43. 患者，男，34 岁。患消化性溃疡，大量出血停止后。护士在对他进行饮食指导时应告知

A. 继续禁食 24 小时

B. 可以吃馒头、软质饮食

C. 可以吃煮鸡蛋

D. 可以喝肉汤

E. 可以喝豆浆

44. 感染性心内膜炎引起的最常见的心脏并发症是

A. 心房颤动

B. 心律失常

C. 心力衰竭

D. 心肌梗死

E. 脑栓塞

45. 心绞痛发作时首要的护理措施是

A. 立即描记心电图

B. 观察疼痛性质

C. 给予吸氧

D. 让患者坐下或卧床休息

E. 建立静脉通路

46. 应用吗啡镇痛时，要观察的主要不良反应是

A. 呼吸抑制

B. 食欲缺乏

C. 末梢神经炎

D. 心律失常

E. 喉头痉挛

47. 患者，男，40 岁。患风湿性心脏病，发热 2 周，疑有亚急性感染性心内膜炎，下列哪项体征对诊断最有帮助

A. 进行性贫血

B. 红细胞沉降率增快

C. 白细胞计数增多

D. 心脏出现新的反流性杂音
E. 皮肤有瘀点

48. 关于慢性胃炎的临床表现，错误的是
A. 有规律的上腹部疼痛
B. 上腹部不适、反酸、嗳气
C. 食欲缺乏
D. 恶心、呕吐，贫血
E. 少数患者有呕血与黑便

49. 孕妇，33 岁。孕 30 周，确诊为妊娠合并糖尿病，该孕妇的血糖控制措施与一般糖尿病患者最大的区别是
A. 控制糖摄入
B. 该孕妇不宜口服降糖药
C. 坚持适度运动
D. 预防各种感染
E. 定期监测血糖

50. 一般情况下，纯母乳喂养可至生后
A. 3 个月
B. 5 个月
C. 6 个月
D. 8 个月
E. 12 个月

51. 孕妇，28 岁。妊娠 30 周，测空腹血糖，2 次均 > 5. 8mmol/L，诊断为妊娠糖尿病。该孕妇在妊娠期最不可能出现的并发症是
A. 过期妊娠
B. 妊娠期高血压疾病
C. 羊水过多
D. 胎膜早破
E. 尿路感染

52. 患者，男，63 岁。睡醒后发现一侧偏瘫，神志清楚，血压 150/98mmHg，脑脊液正常。应考虑为
A. 脑出血
B. 脑血栓形成
C. 脑栓塞
D. 蛛网膜下腔出血
E. 高血压脑病

53. 患者，男，39 岁。因“破伤风”入院，神志清楚，全身肌肉阵发性痉挛、抽搐。下列病室环境条件中，不符合病情要求的是
A. 护理人员在工作中做到“四轻”
B. 门、窗、桌、椅脚钉上橡皮垫
C. 保持病室空气清新、光线充足
D. 保持室温至 15 ~ 20℃
E. 维持相对湿度约 60%

54. 关于脑损伤患者行脑室引流的装置如图所示，AB 段的长度应该为

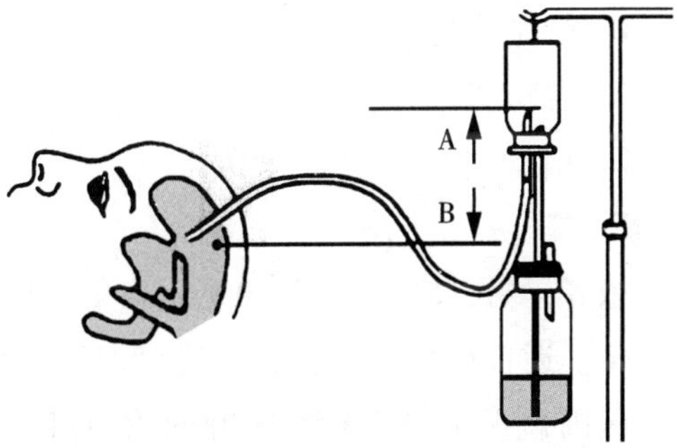

A. 9 ~ 12cm
B. 9 ~ 13cm
C. 10 ~ 15cm
D. 11 ~ 16cm
E. 11cm 以上

55. 某早产儿，顺产。出生后四肢青紫，呼吸不规律，心率 85 次/分，四肢稍曲，喉反射消失。其阿普加（Apgar）评分为

A. 2 分
B. 4 分
C. 6 分
D. 8 分
E. 10 分

56. 患者，男，47 岁。肝硬化 5 年。近 1 周来尿少，胸闷，双下肢水肿。查体：呼吸 36 次/分，脉搏 138 次/分，端坐位，蛙状腹，有脐疝。该患者治疗时首选
A. 限制水钠摄入
B. 静脉推注利尿药
C. 口服利尿药
D. 导泻
E. 腹腔穿刺放腹水

57. 心搏骤停最容易发生不可逆转损害的器官是
A. 肺
B. 凝血系统
C. 胃肠道
D. 脑
E. 脾

58. 患者，男，56 岁。有肝硬化病史 10 余年。近日食欲缺乏明显，黄疸加重。今晨因剧烈咳嗽突然呕咖啡色液体约 1200ml，伴头晕、视物模糊、心悸。为防止发生肝性脑病，下列治疗措施最重要的是
A. 左旋多巴
B. 支链氨基酸
C. 应用极化液
D. 脱水剂
E. 弱酸溶液灌肠

59. 患者，男，65 岁。以急性心肌梗死收入院，第 2 天突然意识丧失，血压测不清，颈动脉搏动消失。住院心电图监测为心室颤动，此时应采用最有效的治疗是
A. 人工呼吸
B. 再次进行溶栓治疗
C. 非同步直流电复律
D. 静注利多卡因
E. 心腔内注射肾上腺素

60. 目前推荐长期抗感染治疗哮喘的最常用方法是
A. 吸入法
B. 口服法
C. 肌内注射法
D. 静脉注射法
E. 静脉滴注法

61. 呼吸衰竭患者出现下列哪种情况可考虑使用具有呼吸兴奋作用的药物
A. 吸氧后仍有呼吸困难
B. 吸氧后仍有嗜睡、神志恍惚现象
C. 吸氧后心率增快、血压下降明显
D. 吸氧后呼吸明显受到抑制，通气量不足时
E. 导致呼吸衰竭的原发病为慢性阻塞性肺疾病（COPD）

62. 患者，女，60 岁。患类风湿关节炎半年，目前服用肠溶阿司匹林和泼尼松治疗，症状缓解，近日患者自觉食欲缺乏，服药后明显疼痛，责任护士对患者的饮食指导中错误的是
A. 阿司匹林应饭后服用
B. 多食用新鲜水果和蔬菜
C. 适当补充粗粮
D. 适当补充肉、蛋、奶等优质蛋白
E. 不宜食用香菜、芹菜等食物

63. 护士在对腹泻患儿补钾时，遵循的原则不包括
A. 食用含钾高的食物
B. 见尿补钾
C. 静脉补钾速度宜慢
D. 静脉滴注浓度不宜超过 0.3%
E. 重症患儿可缓慢静脉推注

64. 下列选项中，中枢神经系统白血病的首选治疗药物是
A. 氟达拉滨
B. 伊马替尼
C. 雄激素
D. 全反式维 A 酸
E. 氨甲蝶呤

65. 患者，男，31 岁。饱餐后踢足球，突然发生脐周剧烈绞痛，中腹部触及局限性压痛包块，全腹腹膜刺激征阳性。应首先考虑为
A. 肠套叠
B. 肠扭转
C. 痉挛性肠梗阻
D. 胃十二指肠溃疡穿孔
E. 腹股沟斜疝

66. 男婴，9 月龄。腹泻 2 天，大便每日 15~16 次，呈蛋花汤样。判断患儿脱水程度的评估指标不包括
A. 精神状态
B. 尿量
C. 肠鸣音
D. 皮肤弹性
E. 前囟

67. 活动期佝偻病颅骨软化多发生于
A. 3 个月内婴儿
B. 3~6 个月婴儿
C. 7~9 个月婴儿
D. 10~12 个月婴儿
E. 1 岁以上小儿

68. 患者，男，66 岁。车祸撞伤脑部，出血后出现深昏迷，脑干反射消失，脑电波消失，无自主呼吸，以上表现应属于
A. 濒死期
B. 临床死亡期
C. 生物学死亡期
D. 疾病晚期
E. 脑死亡期

69. 患者，男，68 岁。有慢性支气管炎、肺气肿病史 30 年。今日中午在家拾重物时，突感右侧胸部刺痛，逐渐加重，伴气急、发绀。最可能发生的是
A. 心肌梗死
B. 胸腔积液
C. 自发性气胸
D. 肺栓塞
E. 支气管阻塞

70. 下列关于子痫患者的护理措施，不正确的是
A. 减少刺激
B. 严密监护
C. 病室明亮
D. 专人护理，防止受伤
E. 协助医生控制抽搐

71. 患者，女，56 岁。慢性乙型肝炎病史 30 年。近 1 个月来肝区疼痛，食欲缺乏，进行性消瘦，肝呈进行性增大、质硬、触诊有结节，面部有蜘蛛痣，腹膨隆。应首先考虑的是
A. 原发性肝癌
B. 胆囊炎

C. 肝硬化

D. 胰腺炎

E. 结核性腹膜炎

72. 12 岁女生，月经初潮。出现腰酸、腹痛、无力，自己感到焦虑、恐惧、烦躁不安，护士对其进行保健指导，以下不正确的是

A. 告知其月经是女性的正常生理现象

B. 嘱其月经期不能剧烈运动

C. 嘱其月经期以卧床休息为主

D. 宣讲青春期的相关生理卫生知识

E. 月经期注意加强营养

73. 患者，女，28 岁。印刷厂彩印车间工人。因原发免疫性血小板减少症住院，应用糖皮质激素治疗半个月后好转出院，护士进行出院前的健康指导时，错误的是

A. 必须调换工种

B. 坚持饭后服药

C. 避免到人多聚集的地方

D. 注意自我病情监测

E. 若无新发出血可自行停药

74. 非语言沟通的特点是

A. 持续性

B. 局限性

C. 专业性

D. 生动性

E. 多变性

75. 急性膀胱炎患者口服磺胺类药物期间，同时服用碳酸氢钠的作用主要是

A. 改善肾功能

B. 增加肾血流量

C. 碱化尿液

D. 抑制炎症反应

E. 增加尿量

76. 患者，男，50 岁。术前医嘱：清洁灌肠。在灌肠过程中出现面色苍白、出冷汗、心悸气促，此时护士应采取的措施是

A. 边灌肠边通知医生

B. 转移患者的注意力

C. 立即停止灌肠并通知医生

D. 边灌肠边指导患者深呼吸

E. 减低灌肠筒高度，减轻压力

77. 患者，女，27 岁。急性胆囊炎，准备急诊手术，患者表现出害怕手术。护士首先给予

A. 术前用药

B. 心理护理

C. 严密观察病情变化

D. 备皮、皮肤试验

E. 向患者解释手术并发症

78. 预防溶血反应的措施不包括

A. 严格执行查对制度

B. 做好血液质量检查

C. 输血前肌内注射异丙嗪

D. 血液中勿随意加入药物

E. 血液不能加温、震荡

79. 患者，男，60 岁。高血压病史 4 年，以广泛前壁急性心肌梗死 3 小时入院。能提示患者禁忌溶栓治疗的情况是

A. 频发室性期前收缩二联律

B. 血压 185/110mmHg

C. 1 年前做过胆囊手术

D. 左心室肥大

E. 年龄偏大

80. 患儿，6 月龄。患上呼吸道感染，体温 39.8℃，抽搐 1 次，以高热、惊厥入

院。其惊厥发作特点是

A. 发作持续时间长

B. 大多发生于急骤高热后 12 小时内

C. 发作后意识恢复较慢

D. 在一次疾病过程中连续发作数次

E. 常伴有神经系统异常体征

81. 引起上消化道出血最常见的原因是

A. 胆道出血

B. 血液病

C. 食管-胃底静脉曲张破裂

D. 消化性溃疡

E. 食管癌

82. 孕妇，29 岁。孕 31 周，因重度子痫前期住院治疗，突然发生持续性腹部疼痛伴阴道少量出血。腹部产科检查：子宫硬如板样，压痛明显，胎位扪不清。首先考虑为

A. 前置胎盘

B. 子宫破裂

C. 羊水过多

D. 胎盘早剥

E. 先兆子宫破裂

83. 患者，女，40 岁。患尿路感染，医嘱做尿培养，患者神志清醒，一般情况尚好，在留取尿标本时，可采用

A. 留晨第一次尿 100ml

B. 随机留尿 100ml

C. 留取中段尿

D. 收集 24 小时尿

E. 行导尿术留尿

84. 患者，女，67 岁。入院时确诊为慢性肺源性心脏病、心力衰竭合并肺性脑病。护士配合医生进行抢救。该患者宜采取的吸氧方式是

A. 高浓度持续吸氧

B. 低浓度间断吸氧

C. 高流量、高浓度持续吸氧

D. 低流量、高浓度间断吸氧

E. 低流量、低浓度持续吸氧

85. 上消化道大出血伴休克时的首要护理措施是

A. 安定患者情绪

B. 准备急救用品

C. 建立静脉输液途径

D. 迅速配血

E. 按医嘱采取止血措施

86. 急性心肌梗死患者收入监护室。监护过程中患者出现心室颤动，护士应采取的首要措施是

A. 静脉注射利多卡因

B. 气管切开，呼吸机辅助呼吸

C. 高流量吸氧

D. 非同步电除颤

E. 同步电除颤

87. 在我国，引起门静脉高压症的主要原因是

A. 酒精性肝硬化

B. 肝静脉阻塞症

C. 肝炎后肝硬化

D. 脂肪肝

E. 缩窄性心包炎

88. 患儿，7 月龄。因重症肺炎入院，在治疗中突然烦躁不安，呼吸困难加重，呼吸 60 次/分，心率 170 次/分，心音低钝，肝在短期内增大 2cm，疑并发急性心力衰竭。下列应急处理哪项最为重要

A. 立即更换体位以减轻肺部淤血

B. 镇静，吸氧

C. 吸痰，通畅呼吸道

D. 使用快速洋地黄类药物

E. 使用强效利尿药

89. 患者，男，80 岁。转移性右下腹疼痛，右下腹有固定压痛和腹肌紧张。首选的治疗方法是

A. 大剂量抗菌药物治疗

B. 中医中药治疗

C. 大剂量抗菌药物治疗 3 天，无效再手术治疗

D. 大剂量抗菌药物结合中医中药治疗

E. 立即手术治疗

90. 患者，男，68 岁。因头痛、头晕 1 周，加重 3 天伴视物模糊住院，血压 180/110mmHg，眼底检查可见棉絮状渗出，心电图示左心室肥大。给予降压治疗，下列药物通过选择性阻滞 Ca^{2+} 经细胞膜上的钙通道进入细胞内作用，而达到降压效果的是

A. 氯沙坦

B. 维拉帕米

C. 美托洛尔

D. 氢氯噻嗪

E. 卡托普利

A3/A4 型题

答 题 说 明

以下提供若干个案例，每个案例有若干个考题。请根据各考题题干所提供的信息，在每题下面的 A、B、C、D、E 五个备选答案中选择一个最佳答案。

（91~94 题共用题干）

患者，男，72 岁。心前区压榨性疼痛 2 小时急诊入院。入院后出现呼吸困难、心悸。查体：血压明显下降，心率 160 次/分，心电图示 QRS 波群宽大畸形，QRS 时限>0.12 秒，RR 间期不绝对相等，刺激迷走神经时心率无变化。

91. 该护士首先考虑患者出现的心律失常是

A. 心室颤动

B. 阵发性室上性心动过速

C. 室性心动过速

D. 心房颤动

E. 窦性心动过速

92. 护士应首先备好的急救设备是

A. 心电图机

B. 呼吸机

C. 心脏起搏器

D. 体外反搏器

E. 除颤器

93. 应首选的药物治疗是

A. 胺碘酮

B. 苯妥英钠

C. 毛花苷 C

D. 普萘洛尔

E. 多巴胺

94. 长期使用该药时，应注意观察的严重不良反应是

A. 心脏毒性、耳鸣失听、血小板减少、

皮疹

B. 房室传导阻滞、眩晕、色视

C. 头晕、黄视、胸闷

D. 呼吸困难及角膜色素沉着

E. 兴奋、嗜睡、眩晕、抽搐

（95~97 题共用题干）

患者，男，48 岁。5 年前出现排便时出血，多为便纸上带血，时有鲜血附于粪便表现，无局部疼痛，无肿块脱出，往往于进食辛辣食物、粪便硬结时发作或症状加重。查体：截石位，在齿状线上 1cm 约 7 点处触及柔软团状肿块，无触痛，指套退出无染血。

95. 引起该患者便血的原因首选

A. Ⅰ度内痔

B. Ⅱ度内痔

C. Ⅲ度内痔

D. 血栓性外痔

E. 混合痔

96. 对于该患者的处理方案，下列哪项是错误的

A. 鼓励患者多饮水，增加膳食中纤维含量

B. 注射硬化剂

C. 便后 1∶5000 高锰酸钾温水坐浴

D. 胶圈套扎疗法

E. 痔切除术

97. 对于该患者的护理，以下说法哪项不正确

A. 嘱患者多吃粗粮

B. 服用泻药助排便

C. 养成定时排便习惯

D. 避免久站、久坐、久蹲

E. 便后用 1∶5000 高锰酸钾溶液热坐浴

（98~100 题共用题干）

患者，女，50 岁。支气管肺癌，根据解剖学部位分类为周围型肺癌。

98. 周围型肺癌最多见的是

A. 鳞癌

B. 小细胞癌

C. 大细胞癌

D. 腺癌

E. 腺鳞癌

99. 对该患者化学治疗期间的护理说法错误的是

A. 药物的剂量严格根据体重进行计算

B. 每种药物之间应用等渗溶液间隔

C. 要注意保护血管，防止药液外渗

D. 一旦外渗，应立即拔除输注针

E. 药液外渗，局部用 50%硫酸镁湿敷

100. 患者治疗过程中，血小板计数低于多少时应暂停给药

A. $110\times10^9/L$

B. $100\times10^9/L$

C. $60\times10^9/L$

D. $70\times10^9/L$

E. $80\times10^9/L$

（101~103 题共用题干）

患者，男，25 岁。在车库修车时不慎引燃汽油，导致头面部及双手烧伤，入院检查时发现患者声音嘶哑、喘鸣，面部肿胀，鼻毛有烧焦痕迹。

101. 患者可能发生了

A. 脑损伤

B. 吸入性损伤

C. 脑水肿

D. 休克

E. 中毒

102. 该患者目前主要的危险是

A. 感染

B. 疼痛

C. 窒息

D. 弥散性血管内凝血（DIC）

E. 休克

103. 首要的护理措施是

A. 镇静、镇痛

B. 补液

C. 预防感染

D. 营养支持

E. 保持呼吸道通畅

（104~106 题共用题干）

患者，男，50 岁。有 30 年吸烟史，近日咳嗽，咳白色黏痰，痰中有血丝。胸部 X 线检查显示右肺肺门 4cm×4cm 肿块影，怀疑肺癌收入院。

104. 确诊肺癌最佳的检查是

A. 肺部 X 线检查

B. 胸部 CT 检查

C. 支气管镜检查与活组织检查

D. 痰脱落细胞学检查

E. 癌胚抗原

105. 患者拟行纤维支气管镜检查，护士告诉患者，术后不宜立即饮水，这是为了防止

A. 呕吐

B. 喷嚏

C. 呃逆

D. 误吸

E. 咳嗽

106. 下列提示肺癌有全身转移的表现是

A. 痰中带血

B. 持续性胸痛

C. 股骨局部破坏

D. 间歇性高热

E. 持续性胸腔积液

（107~109 题共用题干）

患儿，女，1 岁。因发热、咳嗽 4 天，伴气促 2 天来诊。查体：体温 38.5℃，呼吸急促，鼻翼扇动，口周发绀，双肺可闻及少量中、细湿啰音。血常规：WBC 18×10^9/L。X 线检查：两肺可见散在的斑片状阴影。

107. 其最可能的肺炎类型为

A. 大叶性肺炎

B. 支气管肺炎

C. 迁延性肺炎

D. 吸入性肺炎

E. 过敏性肺炎

108. 以下护理措施哪项不妥

A. 给氧

B. 置患儿于半卧位

C. 保持适宜的温湿度

D. 必要时吸痰

E. 快速补液

109. 如果该患儿全身中毒症状加重，体温退后再次升高，烦躁不安，剧烈咳嗽，呼吸困难，发绀加重，脉搏加快，右侧呼吸运动减弱，呼吸音减低，气管向左侧移位，提示可能合并

A. 心力衰竭

B. 中毒性心肌炎

C. 脓胸、脓气胸

D. 肺大疱

E. 肺脓肿

（110~112 题共用题干）

患者，女，38 岁。孕 2 产 1，2 年前产

钳分娩，长时间站立、下蹲后腰背酸痛、有下坠感，清洗外阴可触及一肿物。妇科检查：宫颈已脱出阴道口，宫体仍在阴道内。

110. 该患者子宫脱垂分度为

A. 子宫脱垂Ⅰ度轻型

B. 子宫脱垂Ⅰ度重型

C. 子宫脱垂Ⅱ度轻型

D. 子宫脱垂Ⅱ度重型

E. 子宫脱垂Ⅲ度

111. 护士指导患者盆底肌肉组织锻炼的方法为

A. 下肢运动

B. 收缩肛门的运动

C. 仰卧起坐

D. 俯卧撑

E. 上肢运动

112. 如患者出现病情变化，采用手术治疗，术后患者适宜的卧位为

A. 半坐位

B. 截石位

C. 平卧位

D. 侧卧位

E. 俯卧位

（113~115 题共用题干）

足月新生儿，女。生后 18 小时，体重 3200g，皮肤巩膜黄染，血清总胆红素 280μmol/L。

113. 根据患儿现在的临床表现判断，该小儿应属于

A. 新生儿寒冷损伤综合征

B. 生理性黄疸

C. 病理性黄疸

D. 新生儿低钙血症

E. 新生儿缺氧缺血性脑病

114. 新生儿病情变化的观察应将重点放在

A. 呼吸

B. 脉搏

C. 血压

D. 血氧饱和度

E. 皮肤巩膜黄染程度

115. 目前应采取的最有效的处理措施是

A. 光照疗法

B. 保暖治疗

C. 换血治疗

D. 补充维生素 D

E. 吸氧

（116~118 题共用题干）

患者，女，46 岁。因发热、咽痛 1 周入院。查体：T 39.6℃，HR 115 次/分，中度贫血貌，四肢可见多处紫癜，胸骨压痛明显，心尖部闻及Ⅱ期收缩期杂音，肺部可闻及散在湿啰音，腹软，肝肋下 3cm 触及，脾未触及。血常规：白细胞（WBC）86×10^9/L，分类计数原幼淋巴细胞占比 0.7，血红蛋白（Hb）78g/L，血小板（PLT）20×10^9/L。诊断为急性淋巴细胞白血病。

116. 下列属于白血病细胞浸润表现的是

A. 皮肤紫癜

B. 扁桃体肿大

C. 胸骨压痛

D. 肝大

E. 心率增快

117. 高热时不妥的降温措施是

A. 大动脉冷敷

B. 冰帽

C. 温水擦浴

D. 乙醇擦浴

E. 解热药

118. 静脉注射柔红霉素时药液漏出血管外，下列处理措施哪项不妥

A. 尽量回抽局部渗液

B. 局部用利多卡因封闭

C. 局部热敷

D. 25%硫酸镁湿敷

E. 抬高患肢

（119~120 题共用题干）

患者，男，42 岁。食欲缺乏，尿色深 2 周，来院就诊。查体：皮肤、巩膜均黄染，肝大，肋下 2cm，轻度触痛，脾肋下未及。实验室检查：总胆红素 120μmol/L，直接胆红素 60μmol/L，谷丙转氨酶 200U/L，碱性磷酸酶 100U/L，谷氨酰转肽酶 100U/L，尿胆红素及尿胆原均呈阳性，彩超检查未见胆囊肿大及胆总管扩大。

119. 考虑其黄疸属于

A. 肝细胞性黄疸

B. 溶血性黄疸

C. 食用过多胡萝卜引起

D. 胰头癌肝外胆管受压所致

E. 肝总管结石所致

120. 下列检查哪项可能出现异常

A. 甲胎蛋白

B. 凝血酶原时间

C. 网织红细胞计数

D. 游离血红蛋白

E. 骨髓涂片检查

参考答案

第二单元 实践能力

1. C 2. B 3. D 4. A 5. D 6. E
7. D 8. D 9. E 10. E 11. D 12. C
13. D 14. B 15. E 16. E 17. C
18. D 19. B 20. B 21. B 22. D
23. E 24. A 25. D 26. C 27. C
28. D 29. B 30. E 31. E 32. A
33. E 34. A 35. C 36. E 37. C
38. D 39. D 40. A 41. C 42. D
43. E 44. C 45. D 46. A 47. D
48. A 49. B 50. C 51. A 52. B
53. C 54. C 55. B 56. E 57. D
58. E 59. C 60. A 61. D 62. C
63. E 64. E 65. B 66. C 67. B
68. E 69. C 70. C 71. A 72. C
73. E 74. A 75. C 76. C 77. B
78. C 79. B 80. B 81. D 82. D
83. C 84. E 85. C 86. D 87. C
88. D 89. E 90. B 91. C 92. E
93. A 94. D 95. A 96. E 97. B
98. D 99. D 100. E 101. B 102. C
103. E 104. C 105. D 106. C 107. B
108. E 109. C 110. C 111. B 112. C
113. C 114. E 115. A 116. C 117. D
118. C 119. A 120. B

解 析

扫码查看
相关内容

协和护考

全国护士执业资格考试
优选卷（二）

第一单元　专业实务

中国协和医科大学出版社
北　京

第一单元
专业实务

A1/A2 型题

答题说明

以下每一道考题下面有 A、B、C、D、E 五个备选答案。请从中选择一个最佳答案。

1. 关于失眠症治疗与护理措施，下列说法正确的是
   A. 长期服用镇静催眠类药物
   B. 首选半衰期较长的镇静催眠类药物
   C. 白天患者尽量卧床休息
   D. 睡前进行体育锻炼
   E. 不必要的操作等患者醒后再操作
2. 下列属于甲类传染病的疾病是
   A. 严重急性呼吸综合征
   B. 猩红热
   C. 肺结核
   D. 霍乱
   E. 伤寒
3. 肝性脑病患者可食用的食品是
   A. 豆制品
   B. 鸡蛋
   C. 鱼
   D. 猪肉
   E. 牛奶
4. 对有机磷农药中毒具有诊断价值的检查是
   A. 尿中有机磷代谢产物
   B. 碱性磷酸酶测定
   C. 氧合血红蛋白测定
   D. 胆碱酯酶活性测定
   E. 血、胃内容物有机磷测定
5. 关于水肿，下列哪项描述不正确
   A. 水肿伴肝大者仅见于肝源性水肿
   B. 水肿伴颈静脉怒张提示心源性水肿
   C. 水肿伴蛋白尿提示肾性水肿
   D. 水肿伴消瘦为营养不良性水肿
   E. 水肿伴腹水为肝源性水肿
6. 地高辛治疗心力衰竭过程中出现心动过缓，心电图示二度房室传导阻滞，此时除了立即停用地高辛外，还应
   A. 补充钾盐
   B. 停服排钾利尿药
   C. 使用阿托品
   D. 使用苯妥英钠
   E. 静脉注射利多卡因
7. 右心衰竭引起皮肤发绀的机制是
   A. 肺循环血液中还原血红蛋白增多
   B. 体循环静脉血中还原血红蛋白增多
   C. 肺循环血液中还原血红蛋白减少
   D. 体循环静脉血中还原血红蛋白减少
   E. 血液中高铁血红蛋白减少

8. 影响子宫内膜由增殖期转变为分泌期的主要激素是
   A. 雌激素
   B. 孕激素
   C. 雄激素
   D. 卵泡刺激素
   E. 黄体生成素
9. 细菌性痢疾主要的传染源是
   A. 轻型患者
   B. 普通型患者
   C. 中毒性细菌性痢疾患者
   D. 重型患者
   E. 慢性患者和带菌者
10. 下列属于护理质量标准体系结构中要素质量的是
   A. 护士编制
   B. 患者管理
   C. 护理工作满意度
   D. 健康教育开展情况
   E. 技术操作合格率
11. 不符合血培养标本采集原则的是
   A. 标本容器外贴标签
   B. 采集量一般为 3ml
   C. 在使用抗生素前采集
   D. 采集时严格执行无菌操作
   E. 血液注入标本瓶后轻轻摇匀
12. 预防风湿热的关键是
   A. 预防链球菌感染
   B. 手术摘除感染的扁桃体
   C. 注射长效青霉素
   D. 磺胺类药物预防性治疗
   E. 长期口服小剂量阿司匹林
13. 给一位左上肢外伤患者进行床上擦浴，正确的是
   A. 由外眦向内眦擦拭眼部
   B. 脱上衣时先脱左肢
   C. 擦毕按摩骨突处
   D. 穿上衣时先穿右肢
   E. 擦洗动作要轻、慢
14. 胃溃疡多发生于图中的哪个部位

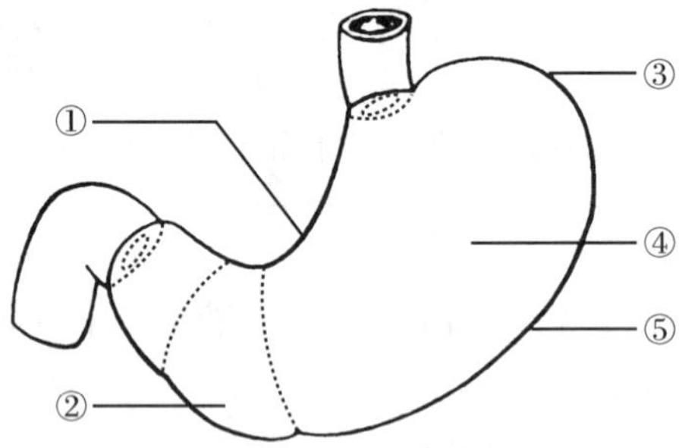

   A. ①
   B. ②
   C. ③
   D. ④
   E. ⑤
15. 某产妇，孕 1 产 0。第二产程过程中，感觉疼痛难忍，担心自己支撑不住，此时护士最应该做的护理措施是
   A. 默默地陪在患者身边
   B. 鼓励患者加油
   C. 通知医生剖宫产
   D. 抚摸产妇腹部
   E. 告知家属陪产
16. 心悸伴食欲增加、消瘦、出汗可见于
   A. 急性心包炎
   B. 感染性心内膜炎
   C. 心脏神经症
   D. 甲状腺功能亢进症
   E. 病毒性心肌炎

17. 患者，男，20岁。急性阑尾炎。术后出现了等渗性脱水伴酸中毒，在纠正脱水、酸中毒后需注意发生

A. 低钾血症
B. 低钙血症
C. 低磷血症
D. 低氯血症
E. 低镁血症

18. 患者，男，48岁。胃溃疡、胃大部切除术后，患者今日康复出院。主管护士对患者说："您回家要多休息和按时服药，注意饮食，并按规定时间来复查。您走好。"这属于

A. 指导用语
B. 解释用语
C. 迎送用语
D. 招呼用语
E. 安慰用语

19. 下列关于护士仪容礼仪要求，说法错误的是

A. 护士应素颜，不允许化妆
B. 如果长发应盘起或戴网罩
C. 短发不应超过耳下3cm
D. 男士不应留长发
E. 头发前不过眉，侧不过耳

20. 关于外阴阴道假丝酵母菌病，下列说法正确的是

A. 多见于长期应用孕激素者
B. 妊娠与非妊娠妇女发病率相同
C. 长期应用广谱抗生素者与正常人发病率相同
D. 主要症状是外阴奇痒，白带呈豆腐渣样
E. 可用酸性溶液灌洗阴道

21. 患者，女，65岁。宫颈癌晚期需行子宫动脉栓塞化疗，对于术后穿刺点的处理，护士应协助医生

A. 加压包扎2小时
B. 加压包扎4小时
C. 加压包扎24小时
D. 加压包扎6小时
E. 加压包扎8小时

22. 某患儿腹泻，发生低钾血症，医嘱给予氯化钾5mg，静脉推注。护士发现用法有误，与医生沟通让其更改医嘱，但被拒绝。该护士的做法不正确的是

A. 报告护士长
B. 报告科主任
C. 暂时拒绝执行医嘱
D. 报告上级领导
E. 执行医嘱

23. 患者，男，23岁。门诊候诊时，突然感到腹痛难忍。患者面色苍白，出冷汗，两手冰冷，呼吸急促。护士应采取的措施是

A. 与患者沟通并给予安慰
B. 嘱患者平卧休息
C. 安排患者提前就诊
D. 请医生加快诊疗速度
E. 给予解痉、镇痛药

24. 目前控制哮喘最有效的抗炎药物是

A. β_2受体激动药
B. 吲哚美辛
C. 糖皮质激素
D. 色甘酸钠
E. 头孢类抗生素

25. 患者，男，16岁。诊断为肺炎链球菌肺

炎。医嘱：青霉素 80 万 U，im，bid。护士执行医嘱的正确时间为

A. 8am，1 次

B. 8am、4pm 各 1 次

C. 8am、12n、4pm、8pm 各 1 次

D. 8am、12n、4pm、睡前各 1 次

E. 8am、8pm，各 1 次

26. 某新生儿，出生后即被诊断为右向左分流型先天性心脏病。护士向其家人解释该病特点，告知先天性心脏病右向左分流型最明显的外观特征为

A. 心脏杂音

B. 发育迟缓

C. 持续发绀（青紫）

D. 心前区隆起

E. 活动耐力下降

27. 患者，男，18 岁。因车祸致头部受伤，当即昏迷 6.5 小时。格拉斯哥昏迷评分为 6 分。患者目前的表现符合

A. 极轻型

B. 轻型

C. 重型

D. 中型

E. 极重型

28. 患儿，4 岁。患毛细支气管炎，体温 36℃，脉搏 110 次/分，呼吸 26 次/分。医嘱：对乙酰氨基酚 1/4 片，q6h，prn。“q6h，prn” 的含义是

A. 长期备用，每 6 小时 1 次

B. 临时备用，每 6 小时 1 次

C. 长期备用，每天 6 次

D. 临时备用，每天 6 次

E. 长期备用，每天 6 时服用

29. 患者，男，65 岁。因脑血栓后遗症，长期卧床，生活不能自理。入院时护士发现其骶尾部皮肤发红，除去压力无法恢复原来的肤色，护士使用 50% 乙醇按摩局部皮肤的作用是

A. 消毒皮肤

B. 润滑皮肤

C. 去除污垢

D. 促进血液循环

E. 降低局部温度

30. 患者，女，32 岁。因心搏骤停正在抢救，家属在旁边哭声不断，此时护士正确的沟通方式是

A.“请您保持安静，不要我们影响工作”

B.“医生一定会救活她”

C.“请您先离开抢救现场，谢谢您的配合”

D.“我们现在给患者使用的药物有……”

E.“医生的经验很丰富，您不用担心，一定不会有事的”

31. 一位肿瘤晚期患者向医生诉说：“虽然我得的是恶性肿瘤，但你们一定要使用最先进的疗法，我会全力配合，只要我们不放弃，希望总是有的，我会好起来的。”该患者处在心理反应的

A. 忧郁期

B. 协议期

C. 接受期

D. 否认期

E. 愤怒期

32. 属于语言性沟通的是

A. 点头示意

B. 面带微笑

C. 愉快表情
D. 宣教资料
E. 肢体运动

33. 溶血性链球菌感染时脓液的特点是
A. 脓液稠厚、黄色，无臭味
B. 脓液稀薄、色淡红
C. 脓液稠厚、灰白色，有粪臭味
D. 脓液淡绿色，有腥臭味
E. 脓液棕红色，有恶臭味

34. 患者，女，33 岁。桡骨远端内固定术后。医嘱给予头孢唑啉钠静脉注射。护士行皮肤试验后结果为阴性，该护士遵医嘱给药，但是患者突然自觉不适，随即发生了休克表现。该事件属于
A. 严重的护理差错
B. 一级医疗事故
C. 责任心不强
D. 突发的意外事件
E. 护理质量缺陷

35. 提示哮喘发作病情可能加重的表现为
A. 烦躁不安
B. 哮鸣音减弱或消失
C. 明显发绀
D. 呼吸困难
E. 喘气费力

36. 进行尸体护理时，头下垫一软枕的目的是
A. 防止面部淤血变色
B. 用于安慰家属
C. 便于家属识别
D. 保持尸体整洁
E. 保持尸体位置良好

37. 患者，女，35 岁。近 4 周无明显诱因出现失眠早醒、情绪低落、兴趣缺乏，自觉脑子笨、食欲缺乏、体重减轻，曾多次想自杀。该患者诊断为
A. 强迫症
B. 精神分裂症
C. 惊恐发作
D. 抑郁症
E. 焦虑症

38. 关于医嘱种类的解释，下列哪项错误
A. 长期医嘱有效时间在 24 小时以上
B. 临时医嘱一般只执行一次
C. 临时备用医嘱有效时间在 24 小时以内
D. 长期医嘱医生注明停止时间后失效
E. 长期备用医嘱必须由医生注明停止时间后方为失效

39. 下列软组织化脓性感染时，有接触传染性，应隔离的疾病类型是
A. 疖
B. 痈
C. 急性蜂窝织炎
D. 丹毒
E. 急性淋巴管炎和急性淋巴结炎

40. 患者，女，18 岁。因急性阑尾炎需要急症手术。患者表现十分害怕，焦虑不安，食欲缺乏，失眠。急诊护士应首先考虑给予
A. 饮食指导
B. 心理护理
C. 观察病情变化
D. 术前常规护理
E. 镇静药

41. 患者，男，50 岁。诊断为肺炎链球菌肺炎。上午在护士陪送下前往放射科拍摄 X 线片，其病床应铺成

A. 备用床

B. 暂空床

C. 麻醉床

D. 盖被扇形折叠置于床的一侧

E. 盖被折叠成被筒，平铺于床上

42. 关于出院有关文件的处理，正确的是

A. 病历排列顺序最后的是医嘱单

B. 门诊病历排在出院病历的最前面

C. 体温单相应时间横写出院时间

D. 注销各种治疗单及卡片等

E. 将整理好的病历交病案室专人保管

43. 患者，女，50 岁。肺炎康复期。患者清晨告诉护士：“我昨晚做噩梦没有睡好，现在头有点痛，心情糟糕透了，我想……”判断护患双方沟通的层次是

A. 礼貌性沟通

B. 分享个人想法

C. 陈述事实

D. 分享感觉

E. 一般性沟通

44. 腹腔手术后，预防肠粘连的主要护理措施是

A. 保持腹腔引流通畅

B. 遵医嘱使用抗生素

C. 及时拔除腹腔引流管

D. 鼓励患者早期活动

E. 保持有效的胃肠减压

45. 对于腹泻伴循环衰竭患儿的早期扩容可选用

A. 2：1 等张含钠液 20ml/kg

B. 1：1 等张含钠液 20ml/kg

C. 1：2：3 等张含钠液 20ml/kg

D. 2：3：4 等张含钠液 20ml/kg

E. 1：2 等张含钠液 20ml/kg

46. 患者，男，68 岁。因患肺癌住院接受化学治疗，但效果不佳，患者时常伤心流泪，护士与患者沟通应采用的方法是

A. 告知医生

B. 通知家属，说服患者继续治疗

C. 问其流泪原因

D. 讲述其他患者的事情

E. 给予安慰

47. 申请护士执业注册时，不影响申请者申报的情况是

A. 双耳听力障碍

B. 色盲

C. 色弱

D. 近视

E. 精神病史

48. 戴手套时应注意

A. 诊疗护理不同的患者之间可不更换手套

B. 操作完成后脱去手套，应按规定程序与方法洗手

C. 戴手套能替代洗手

D. 操作时发现手套破损时，再戴上一副手套

E. 做任何操作都要戴手套

49. 男，70 岁。因脑出血 1 小时入院，病情危重。医生建议立即手术，并告知家属手术可能存在的风险，不手术则会有生命危险。家属因经济困难，示意医生只需做简单处置，放弃救治，听任其死亡，但拒绝签字。此时医生的最佳决策是

A. 提请法院作出决策

B. 听从家属决定，并在病历上如实记录家属意见

C. 不考虑家属意见，医生直接手术

D. 一定要家属签字，否则让患者转院

E. 征求医院领导意见并与家属充分沟通，确定符合实际的救治手段

50. 输液中发生空气栓塞，导致患者死亡的主要原因是堵塞图中的

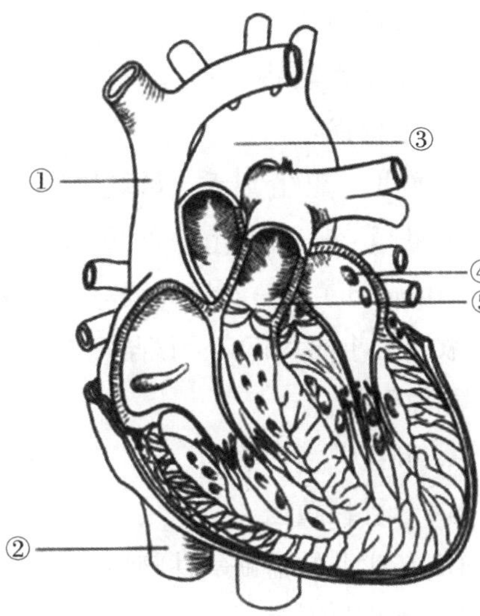

A. ①

B. ②

C. ③

D. ④

E. ⑤

51. 青春期心理与行为最突出的特点是

A. 身心发展的矛盾性

B. 形成新的同伴关系

C. 思维方式成熟

D. 情绪状态稳定

E. 成熟的认知能力、自我认同感

52. 患者，女，30 岁。2 小时前突发车祸，上腹部被方向盘挤压伤，剑突下疼痛来诊，呕吐血性液体 100ml。查体可能出现的体征有

A. 腹壁无淤血

B. 肝区叩痛

C. 腹肌紧张

D. 皮下气肿

E. 局限性下腹压痛

53. 儿童肺结核的主要类型是

A. 急性粟粒型肺结核

B. 纤维空洞型肺结核

C. 原发型肺结核

D. 结核性脑膜炎

E. 肠结核

54. 患者，男，28 岁。脑部撞伤后持续睡眠状态 4 天。查体：患者处于睡眠状，唤醒后又入睡；能简单回答问题，但反应迟钝。判断患者的意识状态为

A. 浅昏迷

B. 深昏迷

C. 嗜睡

D. 意识模糊

E. 谵妄

55. 初产妇，会阴侧切。产后第 3 天体温 39.0℃，伴脉速、头痛。下腹疼痛，恶露有臭味。最有效的对因治疗为

A. 鼓励产妇多饮水

B. 给予半流质饮食

C. 取半卧位

D. 保证室内通风

E. 用敏感、足量、高效抗生素

56. 患儿，女，8 月龄。因发热、咳嗽而服用依托红霉素加复方甘草合剂，在给患儿口服药物时，不妥的一项是

A. 喂药前洗净双手，戴口罩

B. 认真做好“三查七对”

C. 药片研成粉加少许糖浆

D. 与乳汁或食物混合喂入

E. 喂完药观察患儿服药后反应

57. 患者，女，45岁。5年来时常便血，量少，或滴出，或附在粪便表面，无痛。经检查，诊断为内痔，其扩大、曲张的血管主要是

A. 直肠上静脉丛

B. 直肠下静脉丛

C. 直肠上、下静脉丛

D. 直肠上动脉

E. 直肠下动脉

58. 要建立良好的护际关系，沟通策略不包括

A. 管理沟通人性化

B. 形成互帮互助氛围

C. 实现年龄、学历各因素的互补

D. 遇到冲突时据理力争、坚守阵地

E. 构建和谐工作环境

59. 患者，男，72岁。有脑卒中病史，2天来情绪不稳，注意力难以集中，白天有片段小睡，夜间失眠，由家人送入院。下列哪项不属于对该患者制定的护理目标

A. 维持患者水、电解质平衡营养需求

B. 患者住院期间不出现跌伤、坠床等意外

C. 患者活动量维持正常范围

D. 重新建立患者的定向感和现实感，减少或不发生外伤

E. 维持患者营养需求

60. 库存的血液在使用前需要自然复温，一般室温下放置的时间为

A. 50~60分钟

B. 40~30分钟

C. 20~30分钟

D. 15~20分钟

E. 10~15分钟

61. 以下不可以用于煎煮汤药的器皿是

A. 砂锅

B. 铁锅

C. 玻璃制品

D. 不锈钢制品

E. 搪瓷锅

62. 早产儿，出生7天。母乳喂养。巩膜、皮肤黄染，血清胆红素170μmo1/L(10mg/dl)，一般情况尚好，体温、食欲及大小便均正常。该早产儿黄疸的可能原因是

A. 新生儿溶血病

B. 母乳性黄疸

C. 新生儿缺血缺氧性脑病

D. 生理性黄疸

E. 红细胞增多症

63. 患儿，男，2岁。急诊入院。现高热、声音嘶哑、犬吠样咳嗽、吸气性喉鸣。询问病史发现有上呼吸道感染病史。首选的处理是

A. 地塞米松雾化吸入

B. 口服解热药

C. 输注抗生素

D. 口服祛痰药

E. 必要时气管切开

64. 磺脲类降糖药主要适合于哪种患者

A. 饮食控制无效的非胰岛素依赖型糖尿病

B. 胰岛素依赖型糖尿病伴眼底病变

C. 糖尿病酮症酸中毒

D. 胰岛素依赖型糖尿病

E. 肥胖且饮食控制无效的糖尿病

65. 中枢性呼吸衰竭的主要表现是

A. 面色潮红

B. 发绀

C. 呼吸增快

D. 潮式呼吸

E. 心律不齐

66. 新生儿沐浴的水温应保持在

A. 35～37℃

B. 39～41℃

C. 41～43℃

D. 44～47℃

E. 48～51℃

67. 辨证论治是中医诊断和治疗疾病的基本原则。其中辨证是确定治疗方法的

A. 理论基础

B. 前提和依据

C. 目的

D. 重要组成部分

E. 基本原则

68. 留 24 小时尿标本时加入甲醛的作用是

A. 固定尿中有机成分

B. 防止尿液中的激素被氧化

C. 防止尿液被污染变质

D. 保持尿液中的化学成分

E. 防止尿液改变颜色

69. 患者，男，64 岁。右侧腹股沟肿块突出 5 个月。查体：右侧腹股沟可见 2cm×3cm 的半球形肿块，平卧时肿块消失，压迫内环肿块仍可突出。最可能的诊断是

A. 右侧腹股沟直疝

B. 右侧股疝

C. 右侧腹股沟斜疝

D. 腹白线疝

E. 脐疝

70. 大手术后患者开始进食，护士应给予

A. 基本饮食

B. 软质饮食

C. 流质饮食

D. 半流质饮食

E. 少渣饮食

71. 患者，女，30 岁。已婚，停经 2 个月余，阴道少量流血 4 日，伴右下腹隐痛入院。妇科检查：阴道少量流血，宫颈口闭合，子宫如 2 个月妊娠大，附件未触及异常。最可能发生的是

A. 妊娠合并阑尾炎

B. 先兆流产

C. 稽留流产

D. 不全流产

E. 难免流产

72. 患者，男，48 岁。被开水烫伤，烫伤范围如图中阴影所示，判断其烧伤面积为

A. 10.0%

B. 5.5%

C. 18.0%

D. 9.0%

E. 11.0%

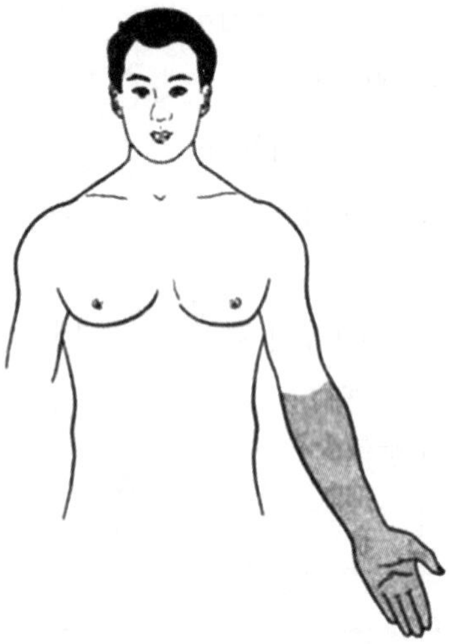

73. 治疗心力衰竭时，地高辛的主要药理作用是

A. 减轻心脏前负荷

B. 增强心肌收缩力

C. 减轻心脏后负荷

D. 减少心律失常

E. 降低心脏的耗氧量

74. 孕期使用胰岛素的妊娠糖尿病产妇，分娩后胰岛素应减至原用量的

A. 2/3

B. 1/4

C. 1/3~1/2

D. 2/5

E. 1/8

75. 腰椎间盘突出症的主要症状是

A. 走路呈踩棉花样感觉

B. 大小便异常

C. 下肢肌力减退

D. 腰痛伴性功能障碍

E. 腰痛伴坐骨神经痛

76. 患者，女，72 岁。早年从事幼儿教育，近日因心功能不全住院治疗，适用于该患者的最佳护患关系模式是

A. 指导型

B. 被动型

C. 共同参与型

D. 指导-合作型

E. 主动-被动型

77. 传染病患者出院时的终末消毒处理，错误的是

A. 患者洗澡，换清洁衣裤

B. 个人用物经消毒方可带出病区

C. 被服及时送洗衣房清洗

D. 室内空气可用喷洒消毒

E. 病床、桌椅可用喷洒消毒

78. 急性肾小球肾炎患儿恢复正常活动的标准是

A. 尿常规正常

B. 红细胞沉降率正常

C. 血压正常

D. 尿 Addis 计数正常

E. 抗链球菌溶血素效价正常

79. 患者，女，32 岁。大叶性肺炎，痰液黏稠不易咳出，医嘱行超声雾化吸入稀释痰液。使用超声雾化器过程中，水槽内水温不超过

A. 70℃

B. 60℃

C. 50℃

D. 40℃

E. 30℃

80. 患者，男，22 岁。被电动自行车撞伤后导致左侧第 5 肋骨闭合性骨折，治疗的重点是

A. 骨折对线

B. 固定胸廓

C. 牵引疗法

D. 石膏托固定

E. 手法复位

81. 某乳腺癌患者，欲行乳腺切除术，护士在为其做术前交谈，交谈中护士不正确的做法是

A. 注意与患者的眼神交流

B. 可运用专业性的皮肤接触方法鼓励患者将感受表达出来

C. 可适当运用沉默的技巧

D. 避免频繁打断患者谈话

E. 当患者担心手术后果时，安慰患者“放心，手术不会对您有任何影响”

82. 患者，男，24 岁。诊断为“大叶性肺炎”入院。目前病室相对湿度为 30%，这种环境可使患者出现的不适是

A. 寒冷不适

B. 闷热难受，肾负担加重

C. 疲惫、焦躁、头痛、耳鸣

D. 失眠、血压升高

E. 口干舌燥、咽痛、烦渴

83. 患者认为别人开摇头电风扇是影射他立场不稳，伴侣拿鸡蛋时不小心将鸡蛋滚下地是要他“滚蛋”，此症状是

A. 被害妄想

B. 病理性象征思维

C. 强制性思维

D. 关系妄想

E. 自知力障碍

84. 患者，男，48 岁。因患胰腺癌入院拟行手术治疗，现空腹血糖 7.8mmol/L。术前给予注射胰岛素，其作用是

A. 促进蛋白质合成

B. 利于吻合口愈合

C. 抑制胰腺分泌

D. 抑制胰酶活性

E. 控制血糖

85. 可减少支气管哮喘发作次数的药物是

A. β_2 受体激动药

B. 敏感抗生素

C. 糖皮质激素

D. 抗胆碱药

E. 茶碱

86. 因慢性肺源性心脏病导致的心脏形态改变是

A. 左心室扩大

B. 二尖瓣狭窄

C. 肺动脉瓣关闭不全

D. 主动脉扩大

E. 右心室扩大

87. 患儿，4 月龄，按照计划免疫程序规律接种，此时应当接种

A. 麻疹疫苗第一针

B. 卡介苗第一针

C. 乙肝疫苗第二针

D. 百白破混合疫苗第二针

E. 脊髓灰质炎疫苗第二针

88. 急性心包炎的常见病因是

A. 化脓性

B. 结核性

C. 风湿性

D. 病毒性

E. 尿毒症性

89. 患者，女，34 岁。因“不孕症”就诊。行各项检查后，发现患者患有梅毒。门诊护士将此信息告知了科室的其他护士和其他来就诊的患者。该护士的行为属于

A. 侵犯了患者的公平权
B. 侵犯了患者的隐私权
C. 侵犯了患者的同意权
D. 侵犯了患者的生命健康权
E. 侵犯了患者的风险知情权

90. 一位护士在与一位患者交谈的过程中，当患者谈到住院以来的高额费用时异常激动、不满。为了缓解患者的情绪，护士此时可采用的交谈技巧是
A. 倾听
B. 核实
C. 提问
D. 阐释
E. 沉默

91. 不可用冷疗的病情是
A. 鼻出血
B. 头皮下血肿的早期
C. 中暑
D. 压疮
E. 牙痛

92. 慢性肾衰竭患者需严格记录出入液量是因为患者有
A. 脱水
B. 水肿
C. 脱水或水肿
D. 低钾血症
E. 低钠血症

93. 患者，男，34 岁。无痛性血尿 2 周，疑为膀胱癌，做膀胱镜检查。应协助其采用的体位为
A. 仰卧位
B. 侧卧位
C. 半坐卧位
D. 截石位
E. 膝胸卧位

94. 以下属于护士义务的是
A. 按照国家有关规定获取工资报酬、享受福利待遇、参加社会保险
B. 获得与本人业务能力和学术水平相应的专业技术职务、职称
C. 参与公共卫生和疾病预防控制工作
D. 对医疗卫生机构和卫生主管部门的工作提出意见和建议
E. 从事有感染传染病危险工作的护士，应当接受职业健康监护

95. 临床上进行尸体护理的依据是
A. 医生作出死亡诊断后
B. 呼吸停止
C. 各种反射消失
D. 心跳停止
E. 意识丧失

96. 患者，女，48 岁。因子宫肌瘤需手术治疗。术前患者对护士说：“我从没开过刀，好害怕呀!”护士说：“我很理解你现在的心情，如果是我可能也会害怕。”该护士所采用的沟通技巧是
A. 共情
B. 阐释
C. 澄清
D. 归纳
E. 重述

97. 患者，男，28 岁。淋雨后寒战、高热，咳嗽、咳痰，痰液为铁锈色。查体：体温 39.8℃，右下肺呼吸运动减弱，语音震颤增强，叩诊浊音，听诊有支气管呼吸音和湿啰音。护士指导其饮食，不应给予的饮食为
A. 高热量

B. 高维生素
C. 清淡食物
D. 高脂肪
E. 易消化

98. 护患关系发展到工作期的主要任务是
A. 与患者建立互相信任的关系
B. 为患者日后的健康保健制订计划
C. 采取措施解决患者健康问题
D. 对整个护患关系进行评价
E. 了解患者对其健康状况和护患关系的满意程度

99. 不宜采用直肠测温的患者是
A. 婴幼儿
B. 昏迷患者
C. 极度消瘦患者
D. 心肌梗死患者
E. 大面积烧伤患者

100. 下列哪项不属于口腔护理的目的
A. 保持口腔清洁
B. 预防口腔感染
C. 增进食欲
D. 观察口腔内的变化，提供病情变化信息
E. 去除牙结石

A3/A4 型题

答 题 说 明

以下提供若干个案例，每个案例有若干个考题。请根据各考题题干所提供的信息，在每题下面的 A、B、C、D、E 五个备选答案中选择一个最佳答案。

（101～103 题共用题干）

患者，男，28 岁。车祸导致颅脑损伤入院急救。

101. 此时护士首先应做到
A. 检查神志、瞳孔
B. 测量呼吸、血压、脉搏
C. 保持呼吸道通畅
D. 应用脱水剂
E. 给予止血药，抗感染

102. 若该患者目前清醒，尚未出现休克表现，护士应指导其取
A. 头高卧位，床头抬高 45°
B. 头高卧位，床头抬高 30°
C. 平卧位
D. 仰卧位
E. 头低足高位

103. 若患者入院后有进行性意识障碍，呕吐数次。为保持呼吸道通畅，最可靠的措施是
A. 及时吸痰
B. 行气管内插管
C. 放置口咽通气道
D. 行气管切开术
E. 用舌钳牵舌

（104～106 题共用题干）

患者，男，45 岁。胃溃疡穿孔，在全麻下行毕Ⅰ式胃大部切除、腹腔引流术。术后返回病室，患者已清醒，生命体征稳定，

切口敷料干燥，胃肠减压吸出暗红色血性液体 50ml。

104. 全麻已完全清醒的依据是

A. 睫毛反射恢复

B. 呼之能睁眼看人

C. 能正确回答问题

D. 四肢有主动活动

E. 针刺有痛苦表情

105. 该患者术后拔除胃管的指征是

A. 术后 2~3 天

B. 生命体征平稳

C. 无腹胀

D. 肛门排气

E. 有饥饿感

106. 该患者术后容易发生的并发症是

A. 胃肠吻合口出血

B. 十二指肠残端瘘

C. 输入段肠袢梗阻

D. 输出段肠袢梗阻

E. 倾倒综合征

（107~109 题共用题干）

患者，女，30 岁。异位妊娠破裂致大出血入院。查体：面色苍白，脉搏 140 次/分，血压 60/40mmHg，急需大量输血。

107. 患者输血的目的主要是

A. 补充血容量

B. 增加血红蛋白

C. 补充凝血因子

D. 增加白蛋白

E. 增加白细胞

108. 为防止发生变态、反应，输血前皮下注射抗变态反应药，皮下注射操作哪项是错误的

A. 注射部位常规消毒

B. 进针部位限于上臂三角肌

C. 针头与皮肤成 30°~40°进针

D. 抽吸无回血后推药液

E. 注射毕，用干棉签轻压进针处，快速拔针

109. 因该患者输血过多，为预防输入库存血引起的枸橼酸钠中毒，每输入库存血超过 1000ml，可遵医嘱给予 10%葡萄糖酸钙

A. 2ml

B. 5ml

C. 10ml

D. 15ml

E. 20ml

（110~112 题共用题干）

患者，男，62 岁。患慢性阻塞性肺疾病 12 年。近 3 天因急性上呼吸道感染致病情加重。查体：体温 38.2℃，神志恍惚、昼睡夜醒，气促、不能平卧，痰色黄、黏稠、不易咳出。动脉血气分析示 PaO_2 56mmHg、$PaCO_2$ 67mmHg。

110. 护士判断该患者可能发生了

A. 电解质紊乱

B. 呼吸性酸中毒

C. 脑疝先兆

D. 肺性脑病

E. 自发性气胸

111. 氧疗时的给氧浓度和氧流量应为

A. 29%，2L/min

B. 33%，3L/min

C. 37%，4L/min

D. 41%，5L/min

E. 45%，6L/min

112. 该患者出现了呼吸衰竭，应禁用

A. 抗生素

B. 镇静催眠药

C. 呼吸兴奋药

D. 氨茶碱

E. β_2受体激动药

（113～114 题共用题干）

患者，男，23 岁。腹外疝修补术后。医嘱：青霉素静脉滴注，当班护士未做青霉素皮肤试验，即给患者输入青霉素，导致患者变应性休克死亡。

113. 该事件属于

A. 医疗事故

B. 护理质量缺陷

C. 责任心不强

D. 护理差错

E. 医疗纠纷

114. 该护士在本次事故中医疗过失行为责任程度为

A. 完全责任

B. 主要责任

C. 次要责任

D. 轻微责任

E. 没有责任

（115～118 题共用题干）

患者，女，35 岁。诊断为绒毛膜癌。正在实施化学治疗。

115. 护士给该患者测体重，错误的做法是

A. 应在早上空腹时测

B. 在用药前、后各测 1 次

C. 排空大小便后测量

D. 需酌情减去衣服重量

E. 两人核对读数

116. 该患者化学治疗最常见的不良反应是

A. 恶心、呕吐

B. 脱发

C. 出血性膀胱炎

D. 骨髓抑制

E. 口腔溃疡

117. 若患者白细胞计数为 $4.0\times10^9/L$，下列处理措施哪项不正确

A. 观察口腔、尿路等有无感染征象

B. 增加高蛋白质和维生素食物

C. 餐后盐水漱口保持口腔清洁

D. 必要时用抗生素和具有升白细胞作用的药物

E. 立即转入无菌层流室

118. 护士向患者及家属进行出院指导，以下哪项内容不正确

A. 保持充足睡眠减少消耗

B. 谢绝亲友探望以免感染

C. 继续坚持用餐后漱口

D. 保持皮肤干燥常更衣

E. 进食高营养易消化食物

（119～120 题共用题干）

患者，男，45 岁。曾有肝炎病史，最近 3 个月来反复出现牙龈出血、鼻出血，腹胀明显。实验室检查：血红蛋白 80g/L，白细胞 $4.0\times10^9/L$，血小板（PLT）$60\times10^9/L$，肝功能示谷丙转氨酶<40U/L，白蛋白 36g/L，球蛋白 35g/L。

119. 其出血可能是由于

A. 血小板减少

B. 骨髓造血功能障碍

C. 变态反应

D. 肝硬化

E. 营养不良

120. 若该患者从前日起，神志恍惚，情绪低沉，口齿不清，嗜睡，呼之不应，

压迫其眶上神经仍有痛苦表情，应判断为

A. 病情无变化

B. 肝性脑病前驱期

C. 肝性脑病昏迷前期

D. 肝性脑病昏睡期

E. 肝性脑病昏迷期

参考答案

第一单元　专业实务

1. E　2. D　3. A　4. D　5. A　6. C
7. B　8. B　9. E　10. A　11. B　12. A
13. C　14. A　15. D　16. D　17. A
18. C　19. A　20. D　21. C　22. E
23. C　24. C　25. B　26. C　27. C
28. A　29. D　30. C　31. B　32. D
33. B　34. D　35. B　36. A　37. D
38. C　39. D　40. B　41. B　42. D
43. D　44. D　45. A　46. E　47. D
48. B　49. E　50. E　51. E　52. C
53. C　54. C　55. E　56. D　57. A
58. D　59. D　60. D　61. B　62. D

63. A　64. A　65. D　66. B　67. B
68. A　69. A　70. C　71. B　72. B
73. B　74. C　75. E　76. C　77. C
78. D　79. C　80. B　81. E　82. E
83. D　84. E　85. C　86. E　87. D
88. B　89. B　90. E　91. D　92. C
93. D　94. C　95. A　96. A　97. D
98. C　99. D　100. E　101. C　102. B
103. B　104. C　105. D　106. A　107. A
108. B　109. C　110. D　111. A　112. B
113. A　114. A　115. B　116. D　117. E
118. B　119. D　120. E

解　析

扫码查看
相关内容

协和护考

全国护士执业资格考试优选卷（二）

第二单元　实践能力

中国协和医科大学出版社
北　京

第二单元
实 践 能 力

A1/A2 型题

答 题 说 明

以下每一道考题下面有 A、B、C、D、E 五个备选答案。请从中选择一个最佳答案。

1. 产妇生产进入第三产程时，护士应重点评估产妇的
   A. 宫缩情况，阴道流血的量和颜色
   B. 软产道的损伤情况
   C. 脉搏和血压
   D. 排尿情况
   E. 体温变化
2. 子宫内膜异位症最常累及
   A. 直肠
   B. 直肠子宫陷凹
   C. 卵巢
   D. 子宫骶骨韧带
   E. 膀胱
3. 支气管肺癌常见的早期症状是
   A. 声音嘶哑
   B. 胸痛
   C. 气促
   D. 呛咳
   E. 发热
4. 急性一氧化碳中毒最先受累的器官是
   A. 心
   B. 脑
   C. 肺
   D. 胰
   E. 眼
5. 肝硬化失代偿期患者，用力排便后出现呕血及黑便，下列护理措施不正确的是
   A. 去枕平卧，头偏向一侧
   B. 立即建立静脉通路
   C. 准备三腔双囊管
   D. 密切观察生命体征
   E. 给予流质饮食
6. 支气管扩张症患者于剧烈咳嗽后咯血200ml，并出现表情恐怖、张口瞠目、双手乱抓。此时护士应立即将患者置于
   A. 头低足高位，头偏向一侧
   B. 去枕平卧位
   C. 平卧位，头偏向一侧
   D. 端坐位
   E. 患侧卧位
7. 下列哪项不属于大量不保留灌肠的目的
   A. 解除便秘
   B. 高热患者降温
   C. 肠道手术前准备

D. 分娩前准备

E. 治疗肠道感染

8. 患者，男，73 岁。患慢性阻塞性肺疾病 15 年、肺源性心脏病 5 年，体质虚弱。近 2 日来上呼吸道感染，大量脓痰不易咳出，神志恍惚，昏睡。护士为其清理呼吸道最适宜的措施是

A. 指导有效咳嗽

B. 胸部叩击

C. 湿化呼吸道

D. 体位引流

E. 机械吸痰

9. 急性心肌梗死急性期护理措施中，不正确的是

A. 严格控制输液量和滴速，维持静脉通道的畅通

B. 饮食应低钠、低脂、少量多餐

C. 限制探视

D. 便秘时给予开塞露、硫酸镁导泻或高压灌肠

E. 备好急救药品和仪器

10. 可通过外生殖器分辨男女，头发已长出，部分孕妇可感到胎动，考虑其妊娠周数是

A. 孕 8 周末

B. 孕 16 周末

C. 孕 20 周末

D. 孕 30 周末

E. 孕 36 周末

11. 患儿，男，6 个月。因肺炎合并心力衰竭，1 小时惊厥 2 次，血钙 1.5mmol/L，刚注射过毛花苷 C，遵医嘱下一步首选哪项治疗措施

A. 口服钙片

B. 静脉滴注 20%甘露醇

C. 即刻肌内注射维生素 D_3 30 万单位

D. 即刻静脉滴注 10%葡萄糖

E. 4 小时后静脉滴注 10%葡萄糖酸钙

12. 一侧上下肢瘫痪 4 小时的患者，经一般处理后拟晨间做头颅 CT 检查，发现症状、体征全消失，考虑为

A. 短暂性脑缺血发作

B. 脑出血

C. 脑栓塞

D. 脑血栓形成

E. 蛛网膜下腔出血

13. 患者，男，20 岁。他每次寄信时总要反复核对收信人地址，总怕写错。投信后又总是怀疑自己是否把信封好了、封口和邮票是否粘牢，自己明知没有必要，却总是无法控制这种情况的出现。该患者最可能是出现了

A. 强迫症

B. 分离性障碍

C. 记忆障碍

D. 焦虑症

E. 应激相关障碍

14. 患者，男，60 岁。间歇无痛性肉眼血尿伴乏力、消瘦 2 个月就诊。查体：体温 37.9℃。血红蛋白 80g/L，B 超示右肾占位病变，直径 6.5cm。最可能的诊断是

A. 肾错构瘤

B. 肾结核

C. 肾母细胞瘤

D. 肾盂癌

E. 肾癌

15. 对白血病患者进行健康教育的内容中，

哪项错误
A. 注意保暖、预防感染
B. 坚持服药，了解不良反应
C. 化学治疗前后 2 小时内避免进食
D. 化学治疗期间每天尿量至少达 1000ml
E. 少量多餐

16. 消化道传染病的主要传播途径是
A. 水
B. 空气
C. 飞沫
D. 尘埃
E. 人体

17. 对原发性高血压患者做健康指导，不正确的是
A. 宜低盐、低脂、低胆固醇、低热量饮食
B. 1 级高血压应注意休息，避免过劳
C. 缓解期适当运动，控制体重
D. 血压高时服药，不高时不用服药
E. 每日定时测血压

18. 患者，女，60 岁。高血压，脑出血，左下肢瘫痪。预防压疮最好的护理措施是
A. 每 2 小时为患者翻身、按摩 1 次
B. 每天请家属检查皮肤是否有破损
C. 骨隆突处用气圈
D. 使患者保持右侧卧位
E. 帮助患者做肢体功能锻炼

19. 尿中出现多量管型，说明病变部位在
A. 肾皮质
B. 肾盏
C. 肾盂
D. 输尿管
E. 肾实质

20. 可有发作性呼气性呼吸困难的疾病是
A. 肺炎
B. 胸膜粘连
C. 支气管扩张症
D. 慢性阻塞性肺疾病（COPD）
E. 支气管哮喘

21. 胎体纵轴与母体纵轴的关系称为
A. 胎方位
B. 胎产式
C. 胎势
D. 胎先露
E. 横产式

22. 患儿，女，5 岁。确诊为水痘。进行抗病毒治疗时首选的药物为
A. 肾上腺皮质激素
B. 阿司匹林
C. 阿昔洛韦
D. 利巴韦林
E. 阿米卡星

23. 慢性风湿性心脏病患者合并亚急性感染性心内膜炎时，下列处理措施错误的是
A. 抽取血培养后使用抗生素
B. 选用抗菌药物
C. 血培养及药物敏感试验结果出来后调整抗生素种类
D. 疗程至少 4~6 周
E. 感染未控制时绝对禁忌手术

24. 治疗小儿支原体肺炎首选的抗生素是
A. 青霉素
B. 氨苄西林
C. 头孢噻肟
D. 庆大霉素

E. 阿奇霉素

25. 患者，男，20 岁。发生车祸导致胫骨骨干骨折，出现如图所示的手部畸形。则提示该患者发生的并发症是

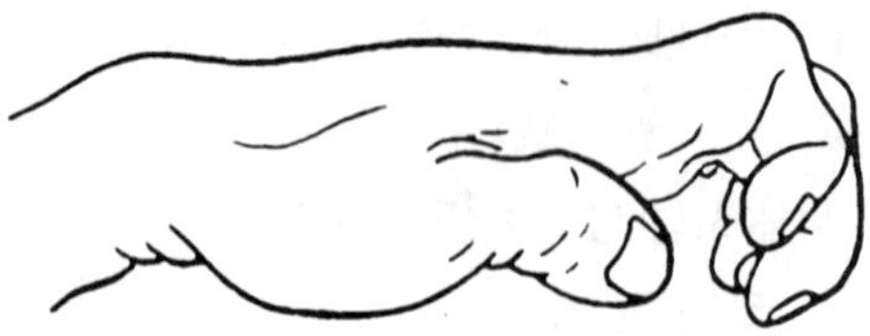

A. 关节僵硬
B. 急性骨萎缩
C. 缺血性骨坏死
D. 缺血性肌挛缩
E. 创伤性关节炎

26. 患者，女，40 岁。拟行乳腺癌根治术。手术前患者最关心的健康宣教内容是
A. 手术方式和手术效果
B. 术前备皮、用药的重要性
C. 手术室的环境和设备
D. 术后疼痛和不适的处理
E. 术后上肢功能锻炼的方法

27. 患者，女，25 岁。行负压吸引术。护士对其进行了健康教育。如果患者说出下列哪项术后注意事项，说明健康教育是有效的
A. 阴道灌洗每天 2 次
B. 有腹痛或出血多者，应随时就诊
C. 卧床休息 4 周
D. 1 周内禁止盆浴
E. 2 周内禁止性生活

28. 未实施硬膜外麻醉的初产妇第二产程为
A. ≤3 小时
B. >3 小时
C. 4 小时
D. 5~6 小时
E. 8 小时

29. 患者，女，16 岁。因 1 个月后要参加中考，1 个月以来晚间入睡困难，每日睡眠 2~3 个小时，白天上课精力不集中，学习成绩下降。该睡眠状态称为
A. 矛盾性失眠
B. 生理性失眠
C. 心理性失眠
D. 心理生理性失眠
E. 适应性失眠

30. 经腹输卵管结扎术后应禁止性生活
A. 2 周
B. 2 个月
C. 1 周
D. 1 个月
E. 3 周

31. 患者，女，38 岁。诊断为“外阴阴道假丝酵母菌病”，护士告诉患者治疗后复查的最佳时间是
A. 随时
B. 月经前
C. 月经期
D. 月经后
E. 排卵期

32. 小儿肺炎一般采用鼻前庭导管给氧，氧浓度一般不超过
A. 20%
B. 30%
C. 40%
D. 50%
E. 60%

33. 最常见于风湿性二尖瓣狭窄患者的心律

失常是

A. 房性期前收缩

B. 心房颤动

C. 窦性心动过速

D. 右束支传导阻滞

E. 室性心动过速

34. 患儿，男，8岁。因急性肾小球肾炎收入院。查体：眼睑水肿，疲乏无力，尿为洗肉水样。此时护士对该患儿采取的首要护理措施是

A. 定期测体重

B. 肾区热敷

C. 密切监测血压

D. 少尿时，每日食盐量3~5g

E. 卧床休息

35. 患儿，女，2岁。诊断为“法洛四联症”，患儿平素活动时都会主动下蹲片刻，家长向护士咨询原因，护士正确的解释是

A. 使心脑供血增加

B. 缓解漏斗部痉挛

C. 使劳累、气短缓解

D. 使静脉回心血量增加

E. 增加体循环阻力，减少右向左分流

36. 患儿，日龄5日。出生后24小时内出现黄疸，进行性加重。在蓝光照射治疗中，下列哪项措施是错误的

A. 使用前调节好箱内的温湿度

B. 将患儿脱光衣服，系好尿布，戴好护眼罩置入箱中

C. 保持箱内温湿度相对恒定，使体温稳定于36.5~37.5℃

D. 进行过程中适当限制液体供给

E. 严密观察病情，注意副作用

37. 早产儿，男，胎龄34周，体重2300g，生后第1天，基本情况可。母乳尚未分泌。为预防新生儿低血糖，正确的护理措施是

A. 及时喂葡萄糖水

B. 静脉输注葡萄糖溶液

C. 及时喂配方奶

D. 给予肾上腺皮质激素

E. 口服葡萄糖水结合静脉注射葡萄糖溶液

38. 对急性呼吸窘迫综合征（ARDS）的诊断和病情判断有重要意义的检查是

A. 呼吸功能监测

B. 动脉血气分析

C. 血流动力学监测

D. X线检查

E. 心电图检测

39. 患者，男，40岁。再生障碍性贫血2年。因十二指肠溃疡穿孔行胃大部切除术。术后6小时胃管引流出75ml咖啡色液体。护士首要的护理措施是

A. 监测生命体征

B. 观察意识情况

C. 观察自理能力

D. 查看患者尿量

E. 查看术后用药

40. 患者，男，52岁。于户外运动时突发剧烈胸痛，下列哪项特点不支持患者发生了心绞痛

A. 左臂放射痛

B. 有濒死感

C. 压榨性疼痛

D. 胸骨后疼痛

E. 持续时间长达1小时

41. 关于子宫破裂，不正确的描述是

A. 先兆子宫破裂时应立即给予抑制子宫收缩药物后行剖宫产术

B. 术后遵医嘱给予抗生素控制感染

C. 药物抑制子宫收缩

D. 子宫破裂行子宫修补术的患者应至少避孕半年

E. 分娩期不正确使用缩宫素可导致子宫破裂

42. 患者，男，40 岁。因破伤风住院，全身肌肉紧张性收缩，阵发性痉挛，面唇发绀，并伴有发热，首选的抗生素是

A. 红霉素

B. 青霉素

C. 氯霉素

D. 庆大霉素

E. 新霉素

43. 在急性胰腺炎的非手术治疗中，下列哪项是错误的

A. 禁食和胃肠减压

B. 应用抗胆碱药抑制胃酸分泌，减少胰腺外分泌

C. 给予吗啡镇痛

D. 应用抗生素

E. 抗休克治疗

44. 采集血气分析标本时，错误的操作是

A. 使用 2ml 无菌干燥注射器

B. 抽取经过稀释的肝素溶液，充盈注射器后弃去

C. 无菌操作下抽取动脉血 1ml

D. 将血迅速注入无菌试管内并用软木塞塞住

E. 立即送检

45. 胆道系统疾病的检查后，容易并发腹腔内出血的是

A. 经皮穿刺肝胆道成像（PTC）

B. 术中胆管造影

C. 纤维胆道镜

D. B 超

E. 经内镜逆行胆胰管成像（ERCP）

46. 下列地西泮中毒的抢救措施，应排除

A. 保持呼吸道畅通

B. 洗胃

C. 应用活性炭

D. 应用利尿药

E. 高压氧舱治疗

47. 患者，男，22 岁。发热 2 周，初诊为亚急性感染性心内膜炎，需做血培养进一步明确诊断，应取血

A. 1~2ml

B. 3~5ml

C. 6~10ml

D. 10~15ml

E. 15~20ml

48. 慢性胃炎临床表现一般不包括

A. 食欲缺乏

B. 餐后腹胀

C. 恶心、呕吐

D. 反酸、嗳气

E. 规律性上腹痛

49. 患者，男，50 岁。5 年前患乙型病毒性肝炎，迁延未愈，2 年来发现肝硬化食管静脉曲张，曾大呕血 1 次，经非手术疗法后进行肠系膜上静脉和下腔静脉吻合术，在术后 48 小时内护理应该注意哪项

A. 测血压、脉搏、呼吸，15 分钟 1 次

B. 取平卧位，避免过多活动以防止

出血
C. 预防肝性脑病
D. 血小板计数
E. 预防感染

50. 孕妇，32 岁，妊娠 32 周。护士在孕妇产前检查时指导其计数胎动的方法，并交代立即就诊的指标是当 12 小时胎动计数少于
A. 10 次
B. 15 次
C. 20 次
D. 25 次
E. 30 次

51. 糖尿病酮症酸中毒患者经注射胰岛素及静脉滴注生理盐水后，血糖降低、失水纠正、尿量增多，此时最应注意防止
A. 低钠血症
B. 低钾血症
C. 低钙血症
D. 低血糖
E. 低血压

52. 患者，男，54 岁。脑出血入院 2 天。患者浅昏迷，颅内压持续升高，生命体征尚可，心、肾功能良好。头颅 CT 示小脑出血约 20ml，侧脑室有扩大征象。目前采取最合适的治疗手段是
A. 密切观察病情变化
B. 使用抗高血压药
C. 输血
D. 手术清除血肿
E. 使用促凝血药

53. 患者，男，35 岁。有被害妄想，认为饭中有毒而拒食，此时护士的正确做法是
A. 不勉强患者进食，让其饥饿再进食
B. 强行喂食
C. 把患者约束起来，直至同意进食为止
D. 带去餐厅与其他病友一起进食
E. 进行静脉输液

54. 患者，女，50 岁。脑外伤入院。住院期间出现脑疝征兆，医嘱：立即输入 20% 甘露醇。其主要作用是
A. 维持血压稳定
B. 稳定呼吸
C. 降低颅内压
D. 升高颅内压
E. 减轻心脏后负荷

55. 足月儿，臀位助产娩出。全身皮肤青紫，心率 72 次/分，心跳不规则，呼吸慢而不规则，四肢软瘫，弹足底有皱眉，阿普加（Apgar）评分为
A. 3 分
B. 6 分
C. 2 分
D. 4 分
E. 5 分

56. 患儿，3 月龄。因哭闹时脐部隆起就医，诊断为脐疝。患儿家长很担心。护士对家长进行健康教育，不妥的是
A. 解释脐疝的发病原因及临床特点
B. 嘱其保持患儿排便通畅，防止便秘
C. 疝块还纳后局部可用大于脐环且外包纱布的硬币压迫
D. 建议尽早手术治疗
E. 定期来院复查

57. 心肺脑复苏中，有 C、A、B 三个步骤，其中“A”指的是

A. 电除颤
B. 开放气道
C. 人工呼吸
D. 建立静脉通道
E. 人工循环

58. 引起急性上呼吸道感染最常见的病原体是
A. 病毒
B. 细菌
C. 真菌
D. 衣原体
E. 支原体

59. 关于心前区疼痛最常见的原因，正确的是
A. 各型心绞痛、急性心肌梗死
B. 急性心包炎
C. 急性主动脉夹层动脉瘤
D. 心血管神经症
E. 肋间神经损伤

60. 患儿，5 月龄。发热、咳嗽，体温 39.5℃，心率 150 次/分，呼吸 35 次/分。该患儿首选的护理诊断/问题是
A. 营养缺乏
B. 体温过高
C. 体液不足
D. 气体交换受损
E. 清理呼吸道无效

61. 患者，男，73 岁。慢性呼吸衰竭，护士观察到患者在应用辅助呼吸和呼吸兴奋药过程中，出现了恶心、呕吐、烦躁、面颊潮红、肌肉颤动等现象。该护士考虑患者可能的病因是
A. 肺性脑病先兆
B. 呼吸兴奋药过量
C. 痰液阻塞
D. 通气过度
E. 呼吸性酸中毒

62. 患者，男，26 岁。1 周前感冒后出现发热，体温 37.7℃，咽痛，轻度心悸、气促；伴关节疼痛，以肩、肘、腕为主。实验室检查：红细胞沉降率 86mm/h，白细胞 11×10^9/L，免疫学检查异常。最可能的原因是
A. 风湿热
B. 类风湿关节炎
C. 系统性红斑狼疮
D. 风湿性心脏病
E. 结核病

63. 护理肾衰竭少尿期患者，下列叙述哪项正确
A. 大量补液
B. 摄入含钾食物
C. 禁用库存血
D. 及时补充钾盐
E. 增加蛋白质摄入

64. 患者，女，38 岁。慢性髓系白血病慢性期，脾大至脐下。血常规：白细胞 61×10^9/L，血红蛋白 95g/L，血小板 500×10^9/L。护士健康指导时应向患者特别强调的是
A. 做好口腔护理
B. 按时服药
C. 避免腹部受压
D. 尽量少去人多的地方
E. 预防感冒

65. 患者，男，48 岁。因急性胆囊炎急诊入院，护士查体时发现墨菲（Murphy）征阳性。压痛点位于图中的

A. ①

B. ②

C. ③

D. ④

E. ⑤

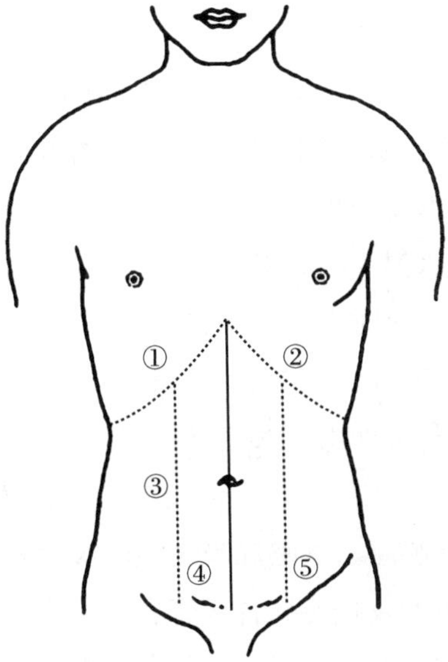

66. 患儿，11 月龄。呕吐、腹泻 4 天。每日排便 12~14 次，稀水样便，精神差，脱水症状明显。在补充累积损失量的过程中小儿出现无力、心音低钝、腹胀、肠鸣音弱，病区护士首先应考虑

A. 低磷血症

B. 高钾血症

C. 低血糖

D. 低钾血症

E. 低钠血症

67. 关于维生素 D 缺乏性佝偻病初期骨骼 X 线检查结果，下列哪项是正确的

A. 骨骺软骨变小

B. 干骺端钙化带稍模糊

C. 骨质致密

D. 骨皮质变厚

E. 骨骺与干骺的距离变小

68. 患者，女，45 岁。入院诊断肝癌。患者尚不了解病情，且感情脆弱。工作中，护士应特别注意语言的

A. 专业性

B. 礼貌性

C. 安慰性

D. 保密性

E. 指导性

69. 患者，女，49 岁。开胸术后行胸膜腔闭式引流。今晨引流管不慎自胸壁伤口脱出，当班护士首先采取的措施是

A. 紧急呼救

B. 将引流管重新插入胸腔

C. 手指捏紧引流口处皮肤，避免进气

D. 立即用无菌纱布覆盖

E. 急送手术室行手术治疗

70. 孕妇，33 岁。孕 36 周，晨起突然发生持续性腹部疼痛伴阴道少量出血。可能的原因是

A. 重度子痫前期致胎盘早剥

B. 腹部外伤致胎盘早剥

C. 多次刮宫致子宫壁过薄

D. 长时间仰卧位致胎盘早剥

E. 长时间仰卧位致子宫破裂

71. 在肝性脑病的治疗中，禁止使用的药物是

A. 西咪替丁

B. 苯巴比妥

C. 谷氨酸钾

D. 精氨酸

E. 硫酸镁

72. 临床上区分直肠和肛管的解剖标志是

A. 肛瓣

B. 齿状线

C. 肛窦

D. 肛柱

E. 肛乳头

73. 患儿，男，2岁。诊断为急性支气管炎5天。患儿咳嗽、咳痰加重，痰液黏稠不易咳出。护士应首选的清理患儿呼吸道的方法是

A. 超声雾化吸入

B. 保持病室相对湿度在60%左右

C. 体位引流

D. 负压吸痰

E. 翻身叩背，协助排痰

74. 患者，女，25岁。妊娠17周，诊断淋病入院。护士向其解释淋病对妊娠、分娩及胎儿和新生儿的影响，孕妇出现下列哪一项表述时，表明护士仍需要对其进行健康教育

A. “淋病会导致胎儿窘迫”

B. “我不想让我丈夫知道，让他担心”

C. “淋病会导致新生儿肺炎”

D. “我可能会发生盆腔感染”

E. “孕晚期我要注意胎膜早破的症状”

75. 患者，女，25岁。患慢性阿米巴痢疾。医嘱：2%小檗碱灌肠治疗。护士实施治疗时，操作不正确的是

A. 晚睡前于患者床旁灌肠

B. 灌肠前患者先排便

C. 灌肠时患者取左侧卧位

D. 灌肠时液面距肛门<30cm

E. 灌入后保留1小时以上

76. 患儿，男，2岁。咳嗽3天，体温38℃，双肺有干性及不固定湿啰音，最可能的原因是

A. 支气管肺炎

B. 急性支气管炎

C. 急性上呼吸道感染

D. 毛细支气管炎

E. 支气管异物

77. 患者，女，70岁。左侧肢体偏瘫，护士为患者进行床上擦浴，错误的做法是

A. 室温应保持在24℃

B. 水温40~45℃

C. 穿衣时先左侧后右侧

D. 脱衣时先右侧后左侧

E. 骨突处用50%乙醇按摩

78. 患儿，女，2岁。1天前，出现发热、声音嘶哑、喉鸣和吸气性呼吸困难、双肺可闻及喉传导音或管状呼吸音，心率加快。护士考虑该患儿最可能的诊断是

A. 喘憋性肺炎

B. 支气管哮喘

C. 急性感染性喉炎

D. 支气管肺炎合并心力衰竭

E. 腺病毒性肺炎合并心力衰竭

79. 应用硝酸甘油缓解心绞痛，正确的护理是

A. 药物用温开水送服

B. 药物置口中，立即咽下

C. 舌下含服，药物被唾液溶解使吸收减少

D. 含药时宜平卧以防低血压

E. 观察头晕、血压偏高表现

80. 婴儿神经系统和呼吸中枢发育尚不成熟，选择镇静及抗惊厥药时不宜选择

A. 地西泮
B. 可待因
C. 苯巴比妥
D. 异丙嗪
E. 氯丙嗪

81. 患者，男，35 岁。十二指肠溃疡病史 3 年，急性发作 2 天。今天中午饱餐后突感上腹剧烈疼痛，伴肌紧张、压痛、反跳痛，肝浊音界消失。该患者最可能的并发症是
A. 急性胃扩张
B. 幽门梗阻
C. 急性胰腺炎
D. 急性穿孔
E. 大出血

82. 患者，女，30 岁。孕 39 周，临产 14 小时，骨盆正常，胎心 145 次/分，枕左后（LOP），宫缩 20 秒/7～8 分钟，宫口开 3cm，S＝－1，羊水清。目前处理正确的是
A. 肌内注射哌替啶
B. 抬高双足，防脐带脱垂
C. 静脉滴注缩宫素
D. 阴道助产
E. 行剖宫产

83. 患者，女，52 岁。因头痛、头晕 3 日，加重 1 日伴视物模糊住院。查体：血压 190/125mmHg，脉搏 95 次/分。眼底检查可见视神经盘水肿，心电图示左心室肥大。首要的处理是
A. 硝酸甘油舌下含化
B. 服用硝苯地平
C. 静脉注射毛花苷 C
D. 静脉给呋塞米
E. 甘露醇快速静脉滴注

84. 患者，男，62 岁。患肝硬化 4 年，近 1 周发热、腹痛、尿少，全腹压痛伴轻反跳痛，移动性浊音阳性，腹水常规提示渗出液（白细胞分类以中性粒细胞为主），血常规提示核左移，可采取的治疗措施不包括
A. 胃肠减压
B. 多进食蔬菜、水果
C. 镇痛
D. 利尿
E. 早期足量联合应用抗生素

85. 患者，女，45 岁。行乳腺癌根治术。家属感觉伤口处包扎过紧，护士的解释其目的是
A. 防止伤口裂开
B. 保证有效的引流
C. 防止皮瓣坏死
D. 便于肢体活动
E. 预防伤口感染

86. 急性肾小球肾炎属于下列哪种性质的疾病
A. 感染后免疫反应性疾病
B. 病毒直接感染肾脏
C. 细菌直接感染肾脏
D. 单侧肾脏化脓性炎症
E. 双侧肾脏化脓性炎症

87. 患者，女，30 岁。下肢急性蜂窝织炎伴全身感染症状，需采血做药物敏感试验。最佳的采血时间应是在患者
A. 抗生素使用后
B. 寒战时

C. 体温下降时

D. 发热间歇期

E. 静脉滴注抗生素时

88. 处理急性口服中毒昏迷患者不宜采取

A. 催吐

B. 洗胃

C. 导泻

D. 利尿

E. 药物解毒

89. 护理阑尾切除术后的患者，嘱其早期起床活动。主要是为了防止

A. 内出血

B. 盆腔脓肿

C. 肠粘连

D. 切口感染

E. 肠瘘

90. 类风湿关节炎的临床表现不包括下列哪项

A. 关节疼痛

B. 关节畸形

C. 关节肿胀

D. 蝶形红斑

E. 晨僵

A3/A4 型题

答 题 说 明

以下提供若干个案例，每个案例有若干个考题。请根据各考题题干所提供的信息，在每题下面的 A、B、C、D、E 五个备选答案中选择一个最佳答案。

(91~92 题共用题干)

患者，女，28 岁。风湿性心脏病 10 年。患者于上楼打扫卫生等活动时即感胸闷、心悸、气促，休息片刻可缓解。

91. 患者对预防风湿活动措施的复述，能说明健康教育有效的一项是

A. 卧床休息

B. 有规律的体育运动，提高身体素质

C. 防治链球菌感染

D. 低盐饮食

E. 做好避孕

92. 护士发现患者突然出现偏瘫。生命体征不稳定，治疗时不宜使用的药物是

A. 低分子右旋糖酐

B. 氟桂利嗪

C. 复方丹参注射液

D. 甘露醇

E. 肠溶阿司匹林

(93~95 题共用题干)

患者，男，21 岁。晚餐后半小时练习倒立时突发腹痛，呕吐宿食 3 次，含血性液体。查体：体温 38.8℃，脉搏 112 次/分，血压 93/57mmHg；腹稍胀，右上腹部触及一压痛性肿块，中度反跳痛，肠鸣音消失。腹部 X 线示多个气液平面。诊断为急性肠梗阻。

93. 根据提供的临床资料，护士为该患者评估病情，判断其肠梗阻的类型是

A. 绞窄性肠梗阻

B. 慢性肠梗阻

C. 单纯性肠梗阻

D. 低位肠梗阻

E. 不完全性肠梗阻

94. 该患者的处理原则是

A. 行腹腔穿刺术

B. 行胃镜检查

C. 输液，病情好转后行手术治疗

D. 用吗啡镇痛并观察

E. 急诊手术解除梗阻

95. 目前的护理措施中，下列哪项是不正确的

A. 禁食

B. 胃肠减压

C. 清洁灌肠

D. 纠正水、电解质及酸碱失衡

E. 用救护车转运患者

(96~99 题共用题干)

患儿，8 月龄。母乳喂养，未加辅食，生后 6 个月内生长发育良好，2 个月来面色黄、反应呆滞。查体：面色蜡黄，嗜睡，舌震颤，心肺无异常，肝肋下 3cm，腱反射亢进，踝阵挛阳性。

96. 最可能的诊断为

A. 缺铁性贫血

B. 营养性巨幼红细胞性贫血

C. 混合性贫血

D. 溶血性贫血

E. 再生障碍性贫血

97. 为确定诊断，下列检查方法首选的是

A. 血涂片检查

B. 骨髓穿刺检查

C. 血清铁测定

D. 血清叶酸、维生素 B_{12}测定

E. 红细胞寿命测定

98. 此患儿的发病原因为

A. 喂养不当

B. 营养物质吸收障碍

C. 生长发育过快，需要增多

D. 丢失过多

E. 慢性感染

99. 下列治疗方法最佳的是

A. 肌内注射维生素 B_{12}

B. 口服铁剂

C. 输血

D. 激素治疗

E. 丙酸睾酮治疗

(100~102 题共用题干)

患者，男，40 岁。体重 70kg，不慎被开水烫伤。烫伤部位包括头面颈部、右上肢、右下肢（不包括臀部）、左膝关节以下至足趾及胸部一手掌大小的面积，可见创面大水疱、潮红、水肿，有剧烈疼痛感。

100. 最恰当的现场急救方法为

A. 立即拨打 120 急救电话

B. 立即口服大量液体

C. 立即将患者送往医院

D. 立即脱去衣服，创面用凉毛巾湿敷

E. 立即口服镇痛药

101. 该患者烧伤的面积和深度为

A. 约 35%，浅Ⅱ度

B. 约 40%，深Ⅱ度

C. 约 45%，浅Ⅱ度

D. 约50%，浅Ⅱ度

E. 约55%，深Ⅱ度

102. 伤后48小时内的护理重点是

A. 使用镇痛药

B. 输液抗休克

C. 注射破伤风抗毒素

D. 静脉使用抗生素

E. 清创

（103～105题共用题干）

患儿，女，8个月。高热、咳嗽3天，气促1天。查体：体温39℃，脉搏180次/分，呼吸60次/分，面色发绀，双肺闻及细湿啰音，心音低钝，肝肋下3cm。

103. 患儿最可能的诊断是

A. 支气管炎

B. 支气管哮喘

C. 支气管肺炎合并心力衰竭

D. 支气管肺炎合并心律失常

E. 支气管肺炎合并呼吸衰竭

104. 以下处理哪项不正确

A. 给予呋塞米

B. 给予毛花苷C

C. 给予20%甘露醇

D. 给予酚妥拉明

E. 给予吸氧

105. 洋地黄化后多久可开始维持量

A. 12小时

B. 10小时

C. 9小时

D. 8小时

E. 5小时

（106～109题共用题干）

患者，女，28岁。因外出春游去植物园，出现咳嗽、咳痰伴喘息1天入院。查体：体温36.5℃，脉搏90次/分，呼吸28次/分，血压110/80mmHg，喘息貌，口唇发绀，双肺可闻及广泛哮鸣音。

106. 该患者最可能的诊断是

A. 肺炎

B. 支气管扩张症

C. 支气管哮喘

D. 肺源性心脏病

E. 心功能不全

107. 患者进一步表现为发绀明显、端坐呼吸、大汗淋漓，经解痉、平喘治疗后24小时症状无缓解，判断患者为

A. 混合性哮喘

B. 内源性哮喘

C. 哮喘持续状态

D. 左心衰竭

E. 右心衰竭

108. 该患者发病最可能的诱因是

A. 花粉

B. 尘螨

C. 动物毛屑

D. 病毒感染

E. 精神因素

109. 对该患者采取的护理措施错误的是

A. 每日饮水量应在2000ml以上

B. 在病室内摆放鲜花

C. 遵医嘱给予祛痰药

D. 遵医嘱给予糖皮质激素

E. 避免食用鱼、虾等食物

（110～113题共用题干）

患者，女，27岁。已婚。宫内妊娠34周，血压160/95mmHg，脉搏110次/分，

随机尿蛋白（+），轻度水肿，无头痛表现。既往身体健康，月经正常。查体：痛苦面容，脸色苍白。

110. 该患者的诊断为
A. 妊娠高血压
B. 子痫前期
C. 子痫
D. 高血压并发子痫前期
E. 妊娠合并高血压

111. 对该妇女进行治疗，首选治疗方法是
A. 硫酸镁浅部肌内注射
B. 硫酸镁深部肌内注射
C. 扩充血容量
D. 利尿治疗
E. 使用抗高血压药

112. 用药前及用药过程中，应注意的事项不包括
A. 膝腱反射必须存在
B. 呼吸<16 次/分
C. 尿量每 24 小时≥600ml
D. 尿量≥25ml/h
E. 呼吸>16 次/分

113. 该患者发生抽搐时首要的护理措施是
A. 立即通知医生
B. 观察病情并详细记录
C. 保持呼吸道通畅
D. 加床挡防止受伤
E. 将患者安排在单人暗室

（114~117 题共用题干）

早产儿，2 天。有窒息史。目前患儿嗜睡。查体：患儿瞳孔缩小，对光反应迟钝，前囟张力稍高，拥抱反射、吸吮反射弱，肌张力低下。头颅 CT 示脑室及其周围出血。

114. 考虑该患儿最可能发生了
A. 新生儿低钙惊厥
B. 新生儿缺氧缺血性脑病
C. 新生儿窒息
D. 新生儿肺透明膜病
E. 新生儿败血症

115. 患儿行 CT 检查最适合的时间为出生后
A. 1 天
B. 2~5 天
C. 6~7 天
D. 8~10 天
E. 15 天左右

116. 治疗原则不包括下列哪项
A. 加强支持疗法
B. 减少致病因素
C. 控制惊厥
D. 治疗脑水肿
E. 及早喂哺

117. 患儿入院后突发惊厥，首选药物是
A. 地西泮
B. 呋塞米
C. 苯妥英钠
D. 苯巴比妥
E. 糖皮质激素

（118~120 题共用题干）

患者，女，26 岁。于 2017 年 4 月 20 日因“出血性休克、异位妊娠”急诊手术。入手术室时，神志清，T 37.2℃，P 92 次/分，BP 100/60mmHg。硬脊膜外阻滞成功后，突然出现意识丧失，面色苍白，口唇、四肢末梢严重发绀，脉搏、心音、血压均测不出，血氧饱和度迅速下降至 20%。

118. 应该立即对患者进行

A. 补充血容量

B. 心肺复苏

C. 心电监护

D. 吸氧

E. 送医院急救

119. 该患者可能发生了以下哪种情况

A. 心搏骤停

B. 出血性休克

C. 呼吸衰竭

D. 心源性休克

E. 窒息

120. 对该患者的诊断依据是

A. 意识丧失，脉搏、心音、血压均测不出

B. 面色苍白

C. 口唇四肢末梢严重发绀

D. 血氧饱和度迅速下降至 20%

E. 意识丧失

参考答案

第二单元　实践能力

1. A　2. C　3. D　4. B　5. E　6. A
7. E　8. E　9. D　10. B　11. E　12. A
13. A　14. E　15. D　16. A　17. D
18. A　19. E　20. E　21. B　22. C
23. E　24. E　25. D　26. A　27. B
28. A　29. E　30. A　31. B　32. C
33. B　34. E　35. E　36. D　37. A
38. B　39. A　40. E　41. D　42. B
43. C　44. D　45. A　46. E　47. D
48. E　49. B　50. A　51. B　52. D
53. D　54. C　55. A　56. D　57. B
58. A　59. A　60. B　61. B　62. A
63. C　64. C　65. A　66. D　67. B
68. D　69. C　70. D　71. B　72. B
73. A　74. B　75. C　76. B　77. B
78. C　79. D　80. B　81. D　82. C
83. E　84. B　85. C　86. A　87. B
88. A　89. C　90. D　91. C　92. B
93. A　94. E　95. C　96. B　97. D
98. A　99. A　100. D　101. D　102. B
103. C　104. C　105. A　106. C　107. C
108. A　109. B　110. A　111. B　112. B
113. C　114. B　115. B　116. E　117. D
118. B　119. A　120. A

解　析

扫码查看
相关内容

协和护考

全国护士执业资格考试
优选卷（三）

第一单元　专业实务

中国协和医科大学出版社
北　京

第一单元
专 业 实 务

A1/A2 型题

答 题 说 明

以下每一道考题下面有 A、B、C、D、E 五个备选答案。请从中选择一个最佳答案。

1. 患者看到其父亲的鼻子变得特别大，眼睛变得一只大一只小，极不对称。这属于下列哪种精神症状
   A. 幻觉
   B. 错觉
   C. 感知综合障碍
   D. 感觉减退
   E. 感觉过敏
2. 保健门诊护士不能从事的工作内容是
   A. 健康体检
   B. 疾病普查
   C. 预防接种
   D. 开具处方
   E. 健康教育
3. 排便时及排便后肛门剧烈疼痛，粪便表面有少量鲜血，应考虑为
   A. Ⅰ期内痔
   B. Ⅱ期内痔
   C. 肛裂
   D. 直肠息肉
   E. 血栓性外痔
4. 对口服有机磷农药中毒患者的饮食护理，错误的是
   A. 洗胃后需禁食 24 小时
   B. 开始进食前口服氢氧凝胶
   C. 从流质饮食过渡为普通饮食
   D. 给予高蛋白质、高糖、高脂饮食
   E. 重度中毒者，清醒后 24 小时暂停饮水
5. 阿托品用于治疗不完全性肠梗阻患者，其主要作用是
   A. 抑制腺体分泌
   B. 刺激迷走神经兴奋
   C. 解除平滑肌痉挛
   D. 抑制交感神经兴奋
   E. 抑制中枢神经系统
6. 脉搏短绌的特点是
   A. 心音强弱不等，心律齐，心率大于脉率
   B. 心音强弱不等，心律齐，心率等于脉率
   C. 心音强弱不等，心律失常，心率大于脉率
   D. 心音强弱一致，心律失常，心率小于脉率
   E. 心音强弱一致，心律失常，心率、脉

率一致

7. 患者，女，40岁。肾结石治愈出院。既往有高血压和痛风病史，其医嘱中有口服别嘌呤醇，护士对患者解释服用该药的作用，正确的是
A. 预防结石形成
B. 缓解术后疼痛
C. 预防肾绞痛
D. 帮助降低血压
E. 预防骨脱钙

8. 孕妇妊娠13周后，平均每周增加的体重为
A. 250g
B. 300g
C. 350g
D. 400g
E. 450g

9. 患儿，男，6岁。低热，左侧腮腺肿胀疼痛，诊断为流行性腮腺炎。护士对其家属的健康指导哪项不正确
A. 鼓励患儿多饮水
B. 常用温盐水漱口
C. 忌酸、辣、硬而干燥的食物
D. 可选择高热量的牛肉干
E. 左侧腮腺给予冷敷

10. PDCA循环中的“D”代表
A. 管理
B. 计划
C. 实施
D. 检查
E. 处理

11. 若同时采集多种类型的血标本时，应先留取
A. 抗凝管
B. 无添加剂的干燥空管
C. 血培养管
D. 生化管
E. 促凝管

12. 风湿性心脏病二尖瓣狭窄患者并发脑栓塞多发生在
A. 室性期前收缩时
B. 心房扑动时
C. 阵发性室性心动过速时
D. 心房颤动时
E. 二度房室传导阻滞时

13. 心电图描记在Ⅱ、Ⅲ、aVF导联出现ST段抬高及出现宽而深的Q波，诊断为
A. 心绞痛
B. 急性下壁心肌梗死
C. 急性广泛前壁心肌梗死
D. 急性前间壁心肌梗死
E. 急性侧壁心肌梗死

14. 患者，男，42岁。于中午进餐后，晚6时许出现上腹痛，伴呕吐。查体：体温37.7℃，上腹部压痛明显，但无放射痛，肠鸣音亢进。血常规、粪便常规无异常。考虑该患者最可能患哪种疾病
A. 急性胃炎
B. 急性胰腺炎
C. 急性胆囊炎
D. 急性肠炎
E. 胃溃疡

15. 患儿，女，3岁。入院后拒绝治疗且哭闹不止。护士不妥当的处理是
A. 多鼓励患儿
B. 允许患儿把喜爱的玩具留在身边
C. 转移患儿的注意力
D. 取得家属的配合

E. 对患儿拒绝治疗的行为进行批评

16. 口头医嘱的正确处理方式是

A. 任何时候只执行书面医嘱

B. 任何情况均应执行口头医嘱

C. 对错误的口头医嘱不可有异议

D. 抢救时，护士不需复述便可执行口头医嘱

E. 抢救完毕，医生应及时补写医嘱

17. 患者，女，22 岁。未婚，因宫外孕入院治疗。护士在与患者沟通时，其家属推门进入病房，患者突然沉默不语，拒绝回答。此时影响沟通效果的因素是

A. 情绪因素

B. 认知因素

C. 文化因素

D. 身体因素

E. 隐秘因素

18. 骨肉瘤的特点是

A. X 线片可见“肥皂泡样”骨质破坏阴影

B. 干骺端骨性突起，有蒂、呈杵状

C. 以骨质破坏为主

D. X 线片可见“葱皮状”骨膜反应

E. Codman 三角征

19. 患者，女，42 岁。大学文化。20 年前注射链霉素后导致双耳听力障碍。护士询问病史时，沟通方式错误的是

A. 提高讲话声调

B. 可通过文字交流

C. 对含糊的信息进行核实

D. 倾听时身体前倾，保持目光的接触

E. 运用手势和表情加强沟通

20. 意识障碍伴瞳孔散大的疾病是

A. 癫痫

B. 肺炎

C. 吗啡中毒

D. 有机磷农药中毒

E. 巴比妥中毒

21. 患者，女，23 岁。停经 56 天，近 1 周有不规则阴道流血。查体：子宫底脐下三指，质软。人绒毛膜促性腺激素（hCG）检测阳性。B 超见密集雪花样亮点。最可能的诊断是

A. 双胎

B. 羊水过多

C. 葡萄胎

D. 妊娠合并子宫肌瘤

E. 流产

22. 患者，女，25。因月经不调来院治疗，患者是少数民族，不会讲普通话，护士在收集资料过程中，因为听不懂患者的描述而反复提问，导致患者心情烦躁，与该护士发生了争吵。影响此次护患沟通的主要因素是

A. 情绪

B. 个性

C. 态度

D. 语言因素

E. 文化因素

23. 患者，男，25 岁。因“急性肠胃炎”需补液。不属于静脉输液前需解释的事项是

A. 静脉输液的目的

B. 患者的准备工作

C. 讲解简要的方法

D. 做出必要的承诺

E. 告知患者注意事项

24. 患者，女，36 岁。因“急性梗阻性化

脓性胆管炎”急诊入院，寒战，体温骤然升至 40℃，脉搏 120 次/分，血压 80/60mmHg，其休克类型为

A. 感染性休克
B. 创伤性休克
C. 血管源性休克
D. 神经性休克
E. 失血性休克

25. 关于碘过敏试验，正确的是

A. 静脉注射造影剂前不用做皮内试验
B. 试验方法包括口服法和球结膜试验法
C. 皮内试验时皮丘直径超过 2cm 即可判断为阳性
D. 口服后出现眩晕、心悸等表现即可判断为阳性
E. 碘过敏试验阴性者，造影时不会发生变态反应

26. 患者，女，60 岁。患老年性阴道炎，该患者询问护士发病原因，护士告知直接影响阴道自净作用的激素下降，该激素是

A. 孕激素
B. 雌激素
C. 促性腺激素
D. 卵泡刺激素
E. 促性腺激素释放激素

27. 患者左膝挫裂伤，用卷轴带给该患者固定敷料时，包扎方法应选用

A. 环形
B. 蛇形
C. 螺旋形
D. “8”字形
E. 回反形

28. 患者，女，28 岁。因大叶性肺炎入院。医嘱青霉素 80 万 U 肌内注射。护士用 5ml 注射器往密封瓶内注入稀释液时，可以用手接触的部位是

A. 针尖
B. 针梗
C. 乳头
D. 针栓
E. 活塞

29. 住院期间，患者的工友来院探视，患者取半坐位与工友聊天 3 小时，结果护理查体时发现患者左侧坐骨节结处呈暗红色，该患者的皮肤问题属于

A. 局部暂时性缺血
B. 压疮淤血红润期
C. 压疮炎性浸润期
D. 压疮坏死溃疡期
E. 压疮浅度溃疡期

30. 患儿，女，5 岁。诊断为流行性腮腺炎，因局部疼痛影响进食，护士在护理患儿时，为减轻患儿疼痛，下列哪项措施是不正确的

A. 采取局部冷敷
B. 用茶水调中药敷于患处
C. 多饮水
D. 喝冰酸奶可缓解
E. 用温盐水漱口

31. 患者，男，43 岁。因颈部肿块来院就诊，经检查后确诊为晚期鼻咽癌。患者对该诊断难以相信，多次去其他医院检查确认。该患者此时的心理反应期属于

A. 否认期
B. 愤怒期

C. 协议期

D. 抑郁期

E. 接受期

32. 患者，女，36 岁。心脏术后恢复良好。今日输液后患者突然发生心搏骤停，医护人员全力抢救。家属在旁哭声不断，此时护士对家属最适宜的言论是

A. 请您别哭，不要吵着其他患者

B. 放心，她一定能活过来

C. 请您先离开抢救现场，谢谢

D. 我们现在进行的心肺复苏步骤是……

E. 这样的情况在我们这里太多了，不要担心，一定能成功

33. 患者，男，38 岁。木刺刺伤右手中指末端，当即挑出木刺未出血，5 天后右手中指末节肿胀、剧痛、搏动性跳痛，彻夜难眠，诊断为化脓性指头炎。首要的处理是

A. 使用抗生素

B. 应用镇痛药

C. 切开引流

D. 局部敷药

E. 穿刺抽脓

34. 以下关于护理道德基本原则的理解，正确的是

A. 自主原则的实质是尊重护士的自主权利

B. 不伤害原则的意义在于消除任何医疗及护理伤害

C. 公正原则是指将医疗资源平均分给每一位患者

D. 有利原则强调一切为患者的利益着想

E. 对昏迷、婴幼儿等患者，护士应为其作出决定

35. 原发性肾病综合征的最主要病理生理改变是

A. 高胆固醇血症

B. 低蛋白血症

C. 大量蛋白尿

D. 全身性水肿

E. 高血压

36. 对濒死期循环衰竭临床表现的描述，不正确的是

A. 皮肤苍白、斑点

B. 脉搏呈洪脉

C. 心音低而弱

D. 大量出汗

E. 血压下降、四肢湿冷

37. 患者，女，38 岁。常常恐慌，终日心烦意乱，感到要有不幸的事情发生，搓手顿足，紧张不安，入睡难，易惊醒，有多汗、口干、恶心、腹泻等自主神经功能兴奋症状，其护理问题不包括

A. 焦虑、恐惧

B. 睡眠障碍

C. 舒适度改变

D. 有营养失调的危险

E. 有自杀的危险

38. 患者，男，77 岁。腹痛待查，于 2013 年 10 月 08 日下午 2 时 30 分入院，护士应将此信息填写在体温单的位置是

A. 眉栏

B. 日期

C. 住院日数

D. 入院时间

E. 生命体征

39. 能帮助诊断并指导治疗深部脓肿的简单方法是

A. 一般体格检查

B. 血常规

C. 细针穿刺

D. X线检查

E. 磁共振成像

40. 患者，女，75岁。肝癌晚期，下列心理护理措施哪项不妥

A. 有坦率、诚实的态度

B. 认真听取患者的主诉

C. 充分体谅患者的痛苦

D. 制止患者的愤怒表现

E. 尊重患者的选择

41. 护士小王清晨在为一患者行术前准备时，同病房的另外一位患者如厕时发生跌倒，此时尚未到白班上班时间，病区只有她一名护士。对跌倒的患者，小王首先应该

A. 立即联系病区护士长汇报意外事件

B. 立即通知主管医生检查患者的情况

C. 初步检查、判定患者跌倒后受伤的情况

D. 教育患者避免再次跌倒

E. 立即联系家属

42. 静脉补钾的浓度一般不超过

A. 0.03%

B. 0.30%

C. 3.00%

D. 0.20%

E. 2.00%

43. 新的一年即将到来，门诊护士长准备做新的护理管理目标，她拿出护理部的管理目标认真阅读，并根据护理部的要求制定了门诊的管理目标。这种做法遵循的原则是

A. 管理层次的原则

B. 有效管理幅度的原则

C. 职责与权限一致的原则

D. 精干高效的原则

E. 任务和目标一致的原则

44. 乳果糖在治疗肝性脑病中的作用机制是

A. 抑制肠内细菌生长，促进乳杆菌繁殖

B. 与游离氨结合，从而降低血氨

C. 与氨合成尿素和鸟氨酸，从而降低血氨

D. 被细菌分解成乳酸和醋酸，使肠内呈酸性

E. 纠正氨基酸代谢不平衡，抑制假性神经递质形成

45. 小儿腹泻导致中度脱水，第1天的补液总量为

A. 60~90ml/kg

B. 90~120ml/kg

C. 120~150ml/kg

D. 150~180ml/kg

E. 180~210ml/kg

46. 患者，男，40岁。胃肠穿孔急诊术后返回病房，护士为其准备好麻醉床，如图所示，放置错误的是

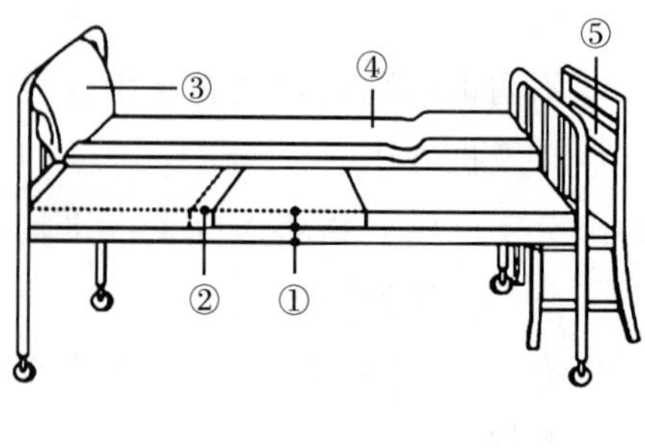

A. ①

B. ②

C. ③

D. ④

E. ⑤

47. 炎症性病变所致的外科急腹症一般不会出现

A. 持续性腹痛

B. 体温升高

C. 白细胞计数升高

D. 固定压痛点

E. 肠鸣音亢进

48. 慢性扁桃体炎患者，择期手术入院。应给予的等级护理是

A. 一级护理

B. 全程护理

C. 监护室护理

D. 二级护理

E. 三级护理

49. 临床护理工作中，由一组护理人员应用护理程序的工作方法，共同完成对一组患者的护理工作称为

A. 个案护理

B. 综合护理

C. 功能制护理

D. 小组护理

E. 特殊护理

50. 某护士为一患儿进行输液治疗，输液30分钟后患儿出现严重的不良反应并休克，经抢救病情好转并转入重症监护治疗病房（ICU）继续治疗。对此，患儿家长反应强烈，质疑护士输液有误，护士应首先进行的重要工作是

A. 向护士长汇报抢救经过

B. 与医生一起分析患儿病情

C. 继续与患儿家长沟通，做好解释

D. 帮助患儿家长完成抢救用药的缴费

E. 按照规定封存未输完的液体

51. 下列不属于羊水过少原因的是

A. 过期妊娠

B. 胎儿畸形

C. 胎儿脱水

D. 先兆早产

E. 胎膜病变

52. 慢性肾功能衰竭患者出现抽搐时，首先应采取的护理措施是

A. 纠正贫血

B. 纠正酸碱失衡及低钙

C. 使用镇静药

D. 使用抗生素

E. 使用镁制剂

53. 急性白血病化学治疗诱导缓解后发生头痛、呕吐、视力障碍甚至瘫痪，是因为

A. 脑出血

B. 脑血栓形成

C. 蛛网膜下腔出血

D. 中枢神经系统白血病

E. 脑膜炎

54. 患者，男，58岁。因患肺炎入院4日。体温39.5℃，思维和语言不连贯，并躁动不安。此现象为

A. 意识模糊

B. 精神错乱

C. 谵妄

D. 浅昏迷

E. 深昏迷

55. 初产妇，第1胎。足月顺产，阴道分娩，会阴Ⅰ度裂伤，产后2天裂伤缝合

处水肿明显，会阴护理措施中哪项是错误的

A. 1∶2000苯扎溴铵冲洗会阴

B. 放置消毒会阴垫

C. 50%硫酸镁湿敷伤口

D. 1∶5000高锰酸钾坐浴，2次/天

E. 取伤口对侧卧位

56. 发药时，若患者提出疑问，应采取的措施是

A. 报告院长

B. 报告护士长

C. 考虑不用

D. 先发给患者再说

E. 重新核对，确认无误后给药

57. 患者，女，43岁。患胆石症6年，2天前腹痛、寒战、高热和黄疸发作，经门诊用抗生素、输液治疗无效后入院。来院时患者神志不清，血压75/50mmHg，考虑为

A. 急性坏疽性胆囊炎

B. 急性重症胆管炎

C. 慢性胆囊炎急性发作

D. 胆道蛔虫伴感染

E. 胆囊穿孔

58. 护理危重患者时，下列哪项措施是错误的

A. 眼睑不能自行闭合者覆盖凡士林纱布

B. 定时帮助患者更换体位

C. 为患者定时做肢体被动运动

D. 牙关紧闭、抽搐患者的病室光线应较暗

E. 发现患者心搏骤停，首先通知医生

59. 患者，男，35岁。近6个月来觉得有人跟踪自己，觉得有人在屋里放了窃听器而不敢大声讲话，常听见有人在议论如何对付他，因而闷闷不乐，不愿出家门，拨打110请求保护。此患者最可能的诊断是

A. 精神分裂症青春型

B. 精神分裂症偏执型

C. 精神分裂症单纯型

D. 精神分裂症紧张型

E. 精神分裂症未分化型

60. 凝血因子缺乏者最适合输入的血液制品是

A. 新鲜血浆

B. 血小板浓缩悬液

C. 全血

D. 白细胞浓缩悬液

E. 浓缩红细胞

61. 中医五脏指的是

A. 心、肝、脾、肺、肾

B. 肝、胆、胃、大肠、小肠

C. 心、肝、胃、肺、膀胱

D. 脾、肝、胃、肺、女子胞

E. 心、肝、脾、胆、三焦

62. 新生儿特殊生理状态不包括

A. 生理性黄疸

B. 新生儿假月经

C. 新生儿乳房增大

D. 生理性体重下降

E. 抽搐

63. 患儿，4月龄。支气管肺炎，突然烦躁不安，呼吸急促，面色苍白，三凹征明显，心率190次/分，心音低钝，肝肋下4cm。该患儿可能并发了

A. 急性心力衰竭

B. 肺栓塞

C. 肺不张
D. 脓胸、脓气胸
E. 自发性气胸

64. 下列药物中，对血糖在正常范围者没有降血糖作用的是
A. 胰岛素
B. 格列本脲
C. 格列吡嗪
D. 格列喹酮
E. 二甲双胍

65. 呼吸衰竭常见的诱发因素是
A. 精神因素
B. 过敏因素
C. 长期吸烟
D. 肺部感染
E. 过度劳累

66. 可以从根本上预防风湿性心脏瓣膜病的措施是
A. 长期服用具有抗风湿作用的药物
B. 积极防治链球菌感染
C. 避免剧烈运动
D. 营养支持，少量多餐
E. 注意防寒保暖

67. 中医理论体系的主要特点是
A. 阴阳五行和脏腑经络
B. 整体观念和辨证论治
C. 望闻问切和辨证论治
D. 五脏为中心的整体观
E. 辨证求因和审因论治

68. 对17-羟类固醇检查的尿标本使用浓盐酸防腐剂的作用是
A. 防止尿中激素被氧化
B. 固定尿中有机成分
C. 保持尿液的化学成分不变
D. 避免尿液被污染变质
E. 防止尿液颜色改变

69. 患者，女，63岁。右腹股沟斜疝修补术后7天，恢复顺利，明日出院。健康教育内容中最重要的是
A. 增加营养
B. 定期复查
C. 适当活动
D. 避免便秘
E. 3个月内避免重体力劳动

70. 严重急性呼吸综合征的病原体是
A. 病毒
B. 细菌
C. 军团菌
D. 衣原体
E. 新型冠状病毒

71. 患者，女，35岁。停经2个月，人绒毛膜促性腺激素检测阳性，曾经发生过3次自然流产，均在孕3月，目前无流血及腹痛。下列哪种护理是正确的
A. 有出血情况时再处理
B. 有子宫收缩时卧床休息
C. 宫颈内口缝扎术
D. 绝对卧床休息
E. 预防性口服沙丁胺醇

72. 适宜患者休养的环境是
A. 气管切开患者，室内相对湿度为30%
B. 中暑患者，室温应保持在4℃左右
C. 普通病室，室温以18~24℃为宜
D. 产妇休养室，必须保暖不宜开窗
E. 破伤风患者，室内应保持光线充足

73. 对先天性心脏病患儿，不正确的健康宣教是
A. 以休息为主，适量活动

B. 积极参加各种体育运动

C. 注意保暖，防止受凉

D. 按时接种疫苗

E. 营养支持，给予高蛋白、高热量、易消化的饮食

74. 急性呼吸窘迫综合征早期的病理变化不包括

A. 肺泡萎陷

B. 肺泡纤维化

C. 肺间质水肿

D. 肺泡内透明膜形成

E. 肺充血

75. 患者，女，42 岁。确诊为“腰椎间盘突出症”，该疾病最基本的病因是

A. 腰椎退行性病变

B. 损伤

C. 妊娠

D. 营养不良

E. 遗传因素

76. 患者，女，58 岁。直肠癌术后恢复良好，欲于后日出院。护士为其作出院指导，此时护患关系处于

A. 开拓期

B. 初期

C. 工作期

D. 解决期

E. 结束期

77. 患者，男，20 岁，建筑工人。不慎自脚手架跌下，造成严重颅脑损伤，需随时观察、抢救，应给予的护理等级是

A. 特级护理

B. 一级护理

C. 二级护理

D. 三级护理

E. 个案护理

78. 患者，男，50 岁。经常发生肾绞痛、血尿，疑为肾结石，需行静脉肾盂造影。关于造影前的准备，下列哪项不正确

A. 常规肠道准备

B. 当天禁早餐

C. 鼓励饮水

D. 检查前排尽小便

E. 需做碘过敏试验

79. 最适宜在图中阴影部位肌内注射的人群是

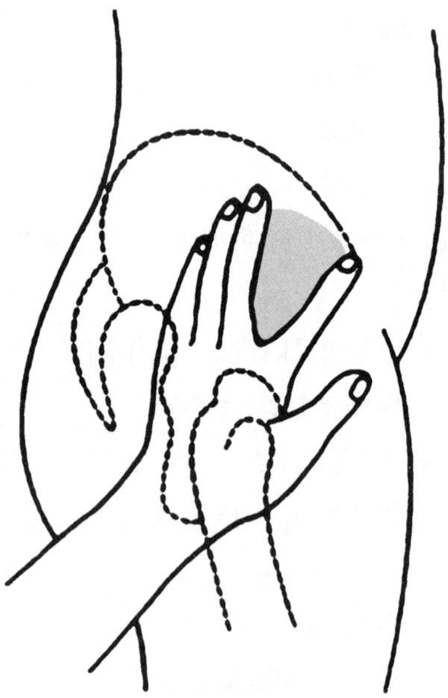

A. 孕妇

B. 2 岁以内的婴幼儿

C. 成年男性

D. 成年女性

E. 老年人

80. 患者，女，23 岁。因车祸致胸部损伤后出现吸气时胸壁内陷，呼气时胸壁外凸，护士为其评估病情，应

考虑为

A. 血胸

B. 张力性气胸

C. 多根多处肋骨骨折

D. 闭合性气胸

E. 胸部爆震伤

81. 患儿，6 月龄。捏着患儿鼻子灌药时，其突然发生呛咳，继而出现面色发绀，呼吸停止，应首先采取的措施是

A. 口对口人工呼吸

B. 清除口腔药水及分泌物

C. 胸外心脏按压

D. 轻拍患儿背部

E. 立即给予具有呼吸兴奋作用的药物

82. 护士为肺炎患儿制订的一项护理诊断是“气体交换受损”，制订该诊断的主要依据是

A. 呼吸困难

B. 面色发绀

C. 烦躁不安

D. 血气分析结果

E. 肺部湿啰音程度

83. 患者，女，21 岁。因抑郁症入院。患者喜欢独处，当护士与她交谈时，她总说“我太失败了，我真是一无是处”等话语，以表达自己的无价值感。该护士的处理正确的是

A. 指导患者情绪不好时多卧床休息

B. 调动患者积极情绪，阻断负向思考

C. 避免患者与他人交往而增加自卑感

D. 告诉患者生活中比他差的人比比皆是

E. 护士应少打扰患者，给她足够的个人空间

84. 患者，男，35 岁。1 天前进食油腻的食物后出现上腹部剧烈疼痛。查体：墨菲（Murphy）征（+）。其压痛点位于

A. 脐周

B. 膈下

C. 右肋下

D. 右下腹

E. 左肋下

85. 痰液黏稠不易咳出者的促进排痰措施为

A. 指导有效咳嗽

B. 湿化呼吸道

C. 拍背致胸壁震荡

D. 体位引流

E. 机械排痰

86. 慢性肺源性心脏病的症状加重主要是由于

A. 呼吸道感染

B. 过度劳累

C. 摄入钠盐过多

D. 心律失常

E. 停用洋地黄类药物

87. 不属于卡介苗接种禁忌证的是

A. 早产儿

B. 发热

C. 新生儿腹泻

D. 结核菌素试验阴性

E. 有湿疹

88. 原发性心肌病临床最常见的类型是

A. 肥厚型

B. 扩张型

C. 限制型

D. 不定型

E. 肥厚与限制型

89. 患者，男，65 岁。胃癌晚期，已转移至

多处脏器，无法手术治疗，但患者仍要求住院治疗，医生将其收治入院，护士尽量满足患者心理上对生命的渴求直至其死亡。此案例中医护人员的行为体现了尊重患者享有的何种权利

A. 保护隐私权

B. 知情同意权

C. 平等医疗权

D. 医疗诉讼权

E. 免除社会责任权

90. 刘护士是某科室新招进来的一名护士，该科室主任是一位年长、工龄久、经验丰富的医生，该医生平时脾气暴躁。有一天刘护士在执行主任开的医嘱时，感觉医嘱有问题，但是想到该主任工作经验丰富应该不会有问题后执行医嘱，导致患者病情危重。该案例中影响医护关系的主要因素是

A. 角色心理差位

B. 角色压力过重

C. 角色理解欠缺

D. 角色权利争议

E. 角色责任模糊

91. 患儿，8 岁。右下肢外伤、铜绿假单胞菌感染。对其换药后的污染敷料，正确的处理方法是

A. 高压灭菌后再清洗

B. 单独放置，送焚烧炉焚烧

C. 过氧乙酸浸泡后清洗

D. 清洗后，煮沸消毒

E. 丢入污物桶，集中处理

92. 不需要记入排出量的内容是

A. 呕吐物

B. 胸腔积液和腹水

C. 胃肠减压液

D. 胆汁

E. 汗液

93. 下列哪项不是肿瘤化学治疗患者的护理措施

A. 化学治疗前测体重，以后每半个月测 1 次

B. 做好患者舒适的护理

C. 若出现药液外渗，应立即热敷

D. 预防感染

E. 用后的注射器和空药瓶应单独处理

94. 护理伦理学基本原则不包括

A. 不伤害原则

B. 有利原则

C. 尊重原则

D. 照顾原则

E. 公正原则

95. 患者，男，35 岁。急性感染性心内膜炎。需做血培养检查，护士应采血的量是

A. 2ml

B. 4ml

C. 6ml

D. 8ml

E. 10ml

96. 2 级高血压患者，下列哪一项不宜向其建议

A. 增加饮食中的镁

B. 戒烟

C. 长期卧床

D. 少饮酒

E. 低钠盐饮食

97. 护士为患者使用红外线烤灯时，其操作要点不包括

A. 评估患者的创面情况

B. 用手试温，温热为宜

C. 灯距为 20~30cm

D. 时间为 15~20 分钟

E. 观察有无过热、心悸、头晕症状及皮肤反应

98. 影响人际沟通的隐秘性因素是

A. 沟通场所阴暗

B. 沟通者双方距离较远

C. 沟通者一方情绪悲哀

D. 沟通者一方性格内向

E. 沟通过程中有其他人员在场

99. 为患者测量血压时出现假性高读数的原因可能是

A. 血压计袖带宽度太宽

B. 血压计袖带缠绕过紧

C. 被测者手臂位置高于心脏

D. 被测者在进餐后立即测量血压

E. 测量时，放气速度太快

100. 为昏迷患者做口腔护理，下列哪项是错误的

A. 张口器从臼齿处放入

B. 用血管钳夹紧棉球擦洗

C. 取下活动义齿，刷净后浸泡在冷水中

D. 用等渗盐水漱口

E. 局部溃疡用冰硼酸涂抹

A3/A4 型题

答 题 说 明

以下提供若干个案例，每个案例有若干个考题。请根据各考题题干所提供的信息，在每题下面的 A、B、C、D、E 五个备选答案中选择一个最佳答案。

（101~103 题共用题干）

患者，女，25 岁。车祸伤后 1 小时入院。患者感头痛、头晕、恶心、呕吐，CT 检查发现颅内血肿，查体见视神经盘水肿。

101. 患者的颅内压最少高于

A. 70mmH_2O

B. 100mmH_2O

C. 200mmH_2O

D. 270mmH_2O

E. 530mmH_2O

102. 以下护理措施哪项是错误的

A. 遵医嘱输入甘露醇

B. 昏迷多痰者，给予吸痰或气管切开

C. 便秘时给予高压灌肠

D. 鼓励患者多吃蔬菜与水果

E. 高热时给予物理降温

103. 患者拟采用冬眠低温疗法，以下护理措施哪项是错误的

A. 安置患者于光线明亮的单人病房

B. 使用冬眠药物后 30 分钟内不要为患者翻身

C. 降温速度为每小时 1℃为宜

D. 维持直肠温度在 32~34℃

E. 停止冬眠低温疗法时，应先停冬眠

药物，后撤物理降温

（104~106 题共用题干）

患者，女，25 岁。低热、乏力、盗汗 2 周。近日体重下降明显，伴呼吸困难、胸痛，故来诊。经胸部 X 线检查诊断为浸润型肺结核，收入院后给予抗结核治疗。

104. 患者治愈出院，对其携带的收音机可采用的消毒方法是
   A. 电离辐射消毒
   B. 高压蒸汽灭菌
   C. 日光暴晒
   D. 环氧乙烷消毒
   E. 紫外线照射消毒

105. 对该患者，护士应给予的隔离措施是
   A. 严密隔离
   B. 一般隔离
   C. 呼吸道隔离
   D. 接触性隔离
   E. 昆虫媒介传染隔离

106. 关于疾病防治，下列哪项操作不正确
   A. 患者痰液用漂白粉搅拌，静置 2 小时后倒掉
   B. 在病室不与患者直接接触时，护士可不戴口罩
   C. 病室每日用紫外线进行空气消毒
   D. 需密切观察患者用药后有无不良反应
   E. 给予异烟肼、链霉素治疗

（107~110 题共用题干）

某孕妇，妊娠 28 周，因意外碰撞出现持续性腹痛。查体：子宫硬如板状，有压痛，子宫比妊娠周数大，阴道无流血，胎心、胎动消失。诊断为胎盘早剥。

107. 正确的处理措施是
   A. 催产素引产
   B. 纠正休克，行剖宫产终止妊娠
   C. 胎心、胎动已消失，等待胎儿自行娩出
   D. 产钳助产
   E. 水囊引产

108. 通过以上病历分析，该孕妇最易出现的并发症是
   A. 心力衰竭
   B. 呼吸窘迫综合征
   C. 羊水过少
   D. 弥散性血管内凝血
   E. 胎膜早破

109. 应采取的护理措施是
   A. 测体温
   B. 听胎心
   C. 按摩子宫
   D. 开放静脉
   E. 会阴擦洗

110. 针对此患者，下列哪项不是重点观察内容
   A. 血压
   B. 脉搏
   C. 面色
   D. 大便
   E. 神志

（111~112 题共用题干）

患者，男，70 岁。脑梗死致肢体偏瘫入院，病情稳定，医嘱二级护理。第 2 天凌晨 3 时，患者坠床，造成颅内出血，抢救无效死亡。

111. 该事故属于
   A. 四级医疗事故
   B. 医疗过错

C. 一级医疗事故

D. 二级医疗事故

E. 三级医疗事故

112. 导致事件发生的最重要原因是

A. 没有对患者进行约束

B. 患者对环境不熟悉

C. 护士没有升起床栏

D. 护士没有及时巡视

E. 没有安排家属陪护

(113~114 题共用题干)

患者，女，25 岁。因肺炎入院。体温 39.6℃，医嘱为该患者灌肠降温。

113. 灌肠液的温度是

A. 4℃

B. 29℃

C. 38℃

D. 40℃

E. 42℃

114. 灌肠时插入肛管的深度是

A. 2.5~3.0cm

B. 4~7cm

C. 7~10cm

D. 10~15cm

E. 15~18cm

(115~117 题共用题干)

患者，男，27 岁。酒后 4 小时剧烈腹痛。患者中午聚餐，饮 6 两白酒。下午出现剧烈、持续的上腹部疼痛，并向腰背部呈带状放射，伴有恶心、呕吐，吐出食物和胆汁。查体：体温 39℃，脉搏 87 次/分，血压 105/75mmHg；左上腹压痛明显，无明显肌紧张。临床诊断为急性胰腺炎。

115. 向患者解释引起该病的主要诱因是

A. 特异性感染

B. 十二指肠液反流

C. 药物作用

D. 暴饮暴食

E. 胰腺外伤

116. 能有效抑制胰腺分泌的药物是

A. 阿托品

B. 抑肽酶

C. 生长抑素

D. 西咪替丁

E. 加贝酯

117. 为减轻疼痛，患者采取的体位是

A. 平卧位

B. 俯卧位

C. 头低足高位

D. 中凹卧位

E. 弯腰、屈膝侧卧位

(118~120 题共用题干)

患者，女，45 岁。因肝硬化腹水入院。放腹水后出现精神错乱、幻觉、嗜睡伴有扑翼样震颤、脑电图异常等表现。

118. 患者此时处于肝昏迷的哪期

A. 典型期

B. 嗜睡期

C. 昏睡期

D. 浅昏迷期

E. 深昏迷期

119. 遵医嘱用硫酸镁导泻，重点观察内容不包括

A. 体温

B. 心率

C. 血压

D. 呼吸

E. 排便量

120. 该患者的饮食护理不正确的是

A. 忌食蛋白质

B. 限盐饮食

C. 高热量饮食

D. 补充多种维生素

E. 清醒后供植物性蛋白质

参考答案

第一单元　专业实务

1. C　2. D　3. C　4. D　5. C　6. C
7. A　8. C　9. D　10. C　11. C　12. D
13. B　14. A　15. E　16. E　17. E
18. E　19. A　20. A　21. C　22. D
23. D　24. A　25. D　26. B　27. D
28. D　29. B　30. D　31. A　32. D
33. C　34. D　35. C　36. B　37. E
38. A　39. C　40. D　41. C　42. B
43. E　44. D　45. C　46. E　47. E
48. E　49. D　50. E　51. D　52. B
53. D　54. A　55. D　56. E　57. B
58. E　59. B　60. A　61. A　62. E
63. A　64. E　65. D　66. B　67. B
68. A　69. E　70. E　71. D　72. C
73. B　74. B　75. A　76. E　77. A
78. C　79. B　80. C　81. B　82. D
83. B　84. C　85. B　86. A　87. D
88. B　89. C　90. A　91. B　92. E
93. C　94. D　95. E　96. C　97. C
98. E　99. D　100. D　101. C　102. C
103. E　104. D　105. C　106. B　107. B
108. D　109. D　110. D　111. C　112. C
113. B　114. C　115. D　116. C　117. E
118. C　119. A　120. D

解　析

扫码查看
相关内容

协和护考

全国护士执业资格考试优选卷（三）

第二单元　实践能力

中国协和医科大学出版社
北　京

第二单元
实 践 能 力

A1/A2 型题

答 题 说 明

以下每一道考题下面有 A、B、C、D、E 五个备选答案。请从中选择一个最佳答案。

1. 标志进入第二产程的表现是
   A. 胎膜已破
   B. 胎头娩出
   C. 宫口开全
   D. 内旋转
   E. 胎头着冠
2. 为防止类风湿关节炎患者晨僵的发生，护士指导其采取以下措施，不正确的是
   A. 局部红外线理疗
   B. 睡眠时使用弹力手套保暖
   C. 晨起后用温水泡僵硬的关节 15 分钟
   D. 适当进行握拳和分并手指的训练，循序渐进
   E. 鼓励多卧床休息
3. 支气管肺癌术后 2 天，目前患者痰不易咳出，最佳的排痰措施是
   A. 指导深呼吸咳嗽
   B. 指导家属叩背
   C. 遵医嘱行超声雾化吸入治疗
   D. 给予体位引流
   E. 经鼻吸痰
4. 为高热患者乙醇擦浴时，禁忌擦拭的部位是
   A. 头部和颈前部
   B. 手掌和四肢
   C. 腋窝和腹股沟
   D. 前胸和腹部
   E. 两侧肾区
5. 门体分流术首要的目的是
   A. 减少腹水形成
   B. 降低门静脉内压力
   C. 消除脾功能亢进
   D. 改善肝功能
   E. 阻断侧支循环
6. 患者，男，65 岁。呼吸由浅慢逐渐加快、加深，后又逐渐变浅、变慢，以至暂停，数秒后又重复上述呼吸状态。该患者的呼吸为
   A. 间断呼吸
   B. 波动性呼吸
   C. 叹息样呼吸
   D. 潮式呼吸
   E. 深大呼吸
7. X 线检查示膈下游离气体，其临床意义是
   A. 实质脏器损伤
   B. 胃肠道破裂
   C. 脾破裂

D. 肾损伤

E. 嵌顿性疝

8. 婴幼儿呼吸道黏膜缺乏某物质，是导致呼吸道感染的原因之一，该物质是

A. SIgA

B. IgM

C. 纤毛

D. 鼻毛

E. IgE

9. 某心力衰竭患者使用洋地黄类药物，频发室性期前收缩，每隔 1 个正常搏动后出现 1 次期前收缩，应采取的措施是

A. 不宜使用 β 受体阻断药

B. 减少洋地黄类药物的用量

C. 停用洋地黄类药物

D. 洋地黄类药物维持原量

E. 停用洋地黄类药物并处理洋地黄中毒

10. 子宫脱垂的患者使用子宫托的目的是

A. 支持子宫和阴道壁并使其维持在阴道内

B. 使患者局部清洁舒适

C. 减轻患者肉体上和精神上的痛苦

D. 防止外阴部继发感染

E. 是手术治疗者的术前准备措施

11. 患者，女，26 岁。鼻周围三角区疖受挤压后，出现头痛、寒战、高热、昏迷、眼部红肿。首先考虑的情况是

A. 面深部脓肿

B. 脓血症

C. 流行性乙型脑炎

D. 海绵窦炎

E. 蜂窝织炎

12. 患者，女，57 岁。10 年前因家庭变故深受打击，出现幻听、妄想，诊断为精神分裂症。近年来反复多次住院治疗。护士做出院指导应重点强调的是

A. 纠正不良生活习惯

B. 易消化、营养丰富的饮食

C. 坚持服药，定期门诊复查

D. 进行生活技能训练

E. 加强心理治疗

13. 精神分裂症最多见的幻觉是

A. 视幻觉

B. 听幻觉

C. 触幻觉

D. 嗅幻觉

E. 本体幻觉

14. 容易引起急性肾衰竭的损伤是

A. 砍伤

B. 挤压伤

C. 刺伤

D. 爆震伤

E. 火器伤

15. 患者，男，20 岁。再生障碍性贫血，出现高热，伴抽搐。此时，最适合的降温措施是

A. 温水擦浴

B. 头部及大血管处放置冰袋

C. 乙醇擦浴

D. 冰水灌肠

E. 口服退热药

16. 患者，女，45 岁。以“流行性乙型脑炎”入院。查体：体温 39.8℃，脉搏 120 次/分，血压 135/75mmHg，呼吸 38 次/分，呼吸音粗，可闻及干湿啰音，瞳孔对光反射迟钝，颈强直。经救治无效死亡。该患者最可能的死亡原因是

A. 高热

B. 脑水肿

C. 脑疝

D. 中枢性呼吸衰竭

E. 肺内感染

17. 患者，男，69 岁。高血压病史 6 年，糖尿病病史 2 年，血压曾达 170/105mmHg，有吸烟、饮酒嗜好。根据以上情况，该患者的预后判断是
A. 高血压，极低危组
B. 高血压，低危组
C. 高血压，中危组
D. 高血压，高危组
E. 高血压，很高危组

18. 患者，男，58 岁。因严重腹泻、脱水而出现意识障碍入急诊。急查血糖 34.1mmol/L，尿酮体（±）。考虑患者意识障碍的原因可能为
A. 高血压合并糖尿病
B. 低血糖昏迷
C. 休克并发意识障碍
D. 糖尿病酮症酸中毒昏迷
E. 糖尿病非酮症高渗性昏迷

19. 关于预防小儿尿路感染，下列哪项不是应采取的措施
A. 婴幼儿尿布应用阳光暴晒或开水烫洗晒干
B. 便后擦拭的顺序为由前到后
C. 及时处理男孩包茎、女孩处女膜伞等
D. 婴幼儿穿开裆裤，应穿至自己能控制排尿
E. 减少导尿或尿道器械检查

20. 患者，女，39 岁。诊断为支气管哮喘，快速静脉注射某药后，出现了头晕、心悸、心律失常、血压剧降，此药物可能是
A. 沙丁胺醇
B. 氨茶碱
C. 异丙基阿托品
D. 地塞米松
E. 色甘酸钠

21. 推算胎龄的方法不包括
A. 按末次月经时间推算
B. 按早孕反应开始时间推算
C. 按自觉胎动开始时间推算
D. 按孕妇体重增长速度推算
E. 按宫底高度及腹围推算

22. 患儿，6 岁。发热 1 天后出现皮疹，躯干多见，四肢末端稀少，数小时后变成小水泡，痒感重。病后第 2 天，患儿体温 40.5℃，为该患儿降温不适宜的方法是
A. 温水拭浴
B. 小剂量阿司匹林
C. 冰袋冷敷
D. 多饮水
E. 酚麻美敏

23. 主动脉瓣关闭不全的杂音听诊位置是图中的

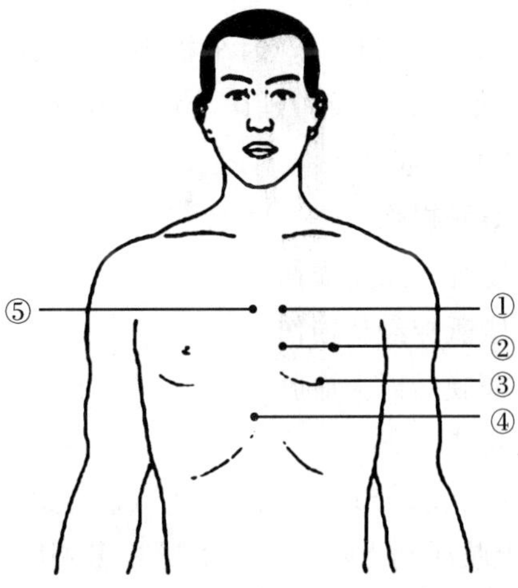

A. ②
B. ⑤
C. ④
D. ①

E. ③

24. 患儿，女，6 岁。因心前区不适、呼吸困难急诊入院，X 线检查如图所示，该患者最有可能的疾病是

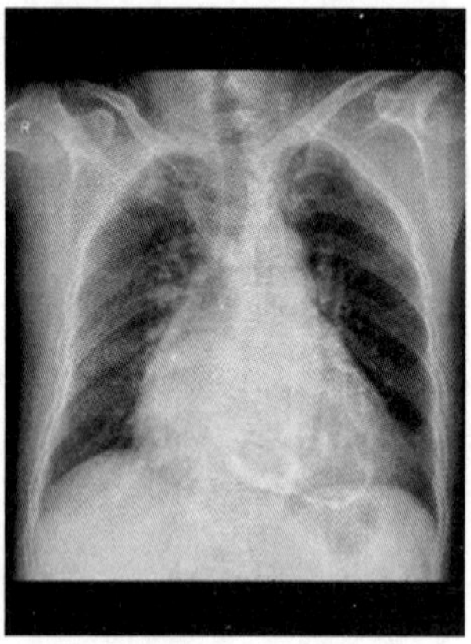

A. 法洛四联症

B. 二尖瓣狭窄

C. 急性心包炎

D. 肥厚型心肌病

E. 急性心力衰竭

25. 患者，男，31 岁。因车祸造成骨盆骨折，如抢救不及时延误治疗，可发生的严重并发症是

A. 直肠损伤

B. 膀胱、尿道损伤

C. 腰骶神经丛损伤

D. 腹膜后巨大血肿

E. 功能障碍

26. 患者，女，50 岁。右侧乳腺癌根治术后上肢活动受限。护士指导其患侧肢体康复锻炼，能达到康复目的的锻炼方法是

A. 手能摸到同侧耳朵

B. 肩能平举

C. 肘能屈伸

D. 手能摸到对侧肩部

E. 手能经头摸到对侧耳朵

27. 患者，女，28 岁。足月自然产后 4 天，出现下腹痛，体温正常。恶露多，有臭味，子宫底脐上 1 指，子宫体软。应考虑为

A. 子宫肌炎

B. 盆腔结缔组织炎

C. 子宫内膜炎

D. 急性输卵管炎

E. 腹膜炎

28. 关于四步触诊，哪项是错误的

A. 前三步，检查者均面向孕妇头部

B. 第四步，检查者面向孕妇足部

C. 第二步，触诊主要查胎背、四肢在何侧

D. 第三步，主要检查胎先露部的大小

E. 第四步，主要了解胎先露部入盆程度

29. 患者，女，34 岁，未婚。每晚都关注电视台一著名男主持人，并告诉家人，此男主持人每晚主持节目时都对她含情脉脉，其错误想法虽经很多人纠正，但她仍深信不疑。此患者表现为

A. 被害妄想

B. 关系妄想

C. 夸大妄想

D. 钟情妄想

E. 嫉妒妄想

30. 下列可采用口服避孕药的情况是

A. 产后 8 个月妇女

B. 急性肝炎患者

C. 甲状腺功能亢进者

D. 用药后持续头痛者

E. 哺乳期妇女

31. 绒毛滋养细胞阴道转移形成的是

A. 卵巢黄素囊肿
B. 卵巢黄体囊肿
C. 葡萄胎
D. 侵蚀性葡萄胎
E. 紫蓝色结节

32. 患者，女，48岁。因患慢性肾炎入院，全身明显水肿。尿常规示尿蛋白（++++）。血液检查示血肌酐正常，血浆白蛋白18g/L。护士建议其饮食是
A. 低盐、高蛋白
B. 高蛋白，不限制盐
C. 低蛋白，不限制盐
D. 高盐、低蛋白
E. 低盐、正常量优质蛋白

33. 患者，女，66岁。患慢性心功能不全，按医嘱给予地高辛。护士发药前应首先测量脉搏。以下操作不正确的是
A. 最常用的部位为桡动脉
B. 正常测量
C. 以拇指诊脉
D. 异常脉搏应测量1分钟
E. 确保患者处于安静状态

34. 患儿，6岁。2周前发热，在外院诊断为扁桃体炎。近3天尿量减少，尿色为浓茶色，双眼睑水肿，半小时前突然头痛、呕吐、视物模糊，应首先采取的护理措施是
A. 24小时尿蛋白定量检查
B. 测血压
C. 肾功能检查
D. 查尿常规
E. 立即用镇静药、利尿药

35. 患儿，女，6个月。室间隔缺损，哭闹时常有口唇发绀，对其饮食护理正确的是
A. 喂哺过程中可暂停，给予休息
B. 勿边喂哺边吸氧
C. 每餐宜喂饱，以保证营养
D. 提供低蛋白易消化食物
E. 喂哺后取仰卧位以利消化

36. 患儿，女，生后7天。近日来皮肤发黄明显，遂来医院就诊。查体：T 36.8℃、P 132次/分、R 24次/分，食欲及大小便均正常。诊断生理性黄疸。正确指导是
A. 给予白蛋白注射液
B. 给予光照疗法
C. 多晒太阳，减轻黄疸
D. 注意保暖，多穿衣服
E. 增加喂养次数，促进胎便排出

37. 呼吸机辅助呼吸的供氧浓度一般为
A. 20%~25%
B. 20%~33%
C. 30%~35%
D. 30%~40%
E. >60%

38. 早产儿，胎龄33周。肛温29℃，腋温、肛温差为负值，要求恢复正常体温的时间是
A. 1~2小时
B. 4~6小时
C. 6~12小时
D. 12~24小时
E. 24~48小时

39. 患者，女，22岁。诊断为非重型再生障碍性贫血。遵医嘱首选下列哪种治疗
A. 脾切除
B. 给予激素
C. 给予雄激素
D. 给予右旋糖酐铁
E. 输血

40. 高血压脑病临床表现与高血压危象不同的特点是

A. 血压急骤升高
B. 剧烈头痛、头晕
C. 伴有恶心、呕吐
D. 常见意识障碍
E. 视神经盘水肿

41. 下列哪项不是先兆子宫破裂的诊断依据
A. 先露部下降受阻，产程延长
B. 血尿
C. 病理性缩复环
D. 血红蛋白水平下降
E. 下腹剧痛拒按

42. 患者，女，27 岁。上唇疖挤压后出现寒战、高热、头痛、昏迷。应首先考虑为
A. 感染性休克
B. 疖
C. 脓毒症
D. 蜂窝织炎
E. 海绵窦炎

43. 患者，男，53 岁。患有胃溃疡出血，经治疗出血停止，病情缓解，粪便隐血试验阴性。如果患者再次发生呕血，护士应为其采取的体位是
A. 平卧位，头偏向一侧
B. 头低足高位
C. 截石位
D. 平卧屈膝位
E. 半坐卧位

44. 急性呼吸衰竭患儿的护理措施不正确的是
A. 密切观察病情变化
B. 遵医嘱给予吸氧
C. 让患儿取半卧位或坐卧位
D. 不断吸痰以保持呼吸道通畅
E. 给予心电监护

45. 患者，男，43 岁。小腿石膏绷带包扎2 小时后，出现脚趾剧痛，苍白发凉，足背动脉搏动减弱，护士应立即采取的措施是
A. 适当松解石膏绷带
B. 注意保暖
C. 抬高患肢
D. 给予有活血化瘀作用的药物
E. 做下肢被动活动

46. 患者，女，27 岁。患癫痫，使用苯妥英钠和卡马西平进行治疗。她询问护士有关结婚生子的问题，护士回答最恰当的是
A. 可在病情稳定基本控制发作后在专科医生指导下计划生育
B. 您的孩子不一定存在癫痫的危险
C. 如果您打算要孩子，请医生为您换药
D. 癫痫妇女一般很难受孕
E. 停药后才能怀孕

47. 患者，男，30 岁。因高热 1 周入院，以往尚健康，1 年来有注射毒品史。查体发现睑结膜有瘀点，心界不大，心率 110 次/分，律齐，各瓣膜区未闻及杂音，两肺听诊阳性，足底可见紫红色结节，有压痛。白细胞计数 $12\times10^9/L$，血红蛋白 80g/L。尿常规：蛋白（+），红细胞 8 ~ 10 个/HP。最可能的诊断是
A. 获得性免疫缺陷综合征（AIDS）
B. 斑疹伤寒
C. 急性肾小球肾炎
D. 风湿热
E. 感染性心内膜炎

48. 胰腺炎患者禁用吗啡镇痛的原因是
A. 吗啡可导致呼吸抑制
B. 吗啡容易导致炎症扩散

C. 使用吗啡容易成瘾

D. 吗啡与其他治疗用药有配伍禁忌

E. 吗啡可引起奥迪（Oddi）括约肌痉挛，加重疼痛

49. 初产妇，临产 14 小时，宫口开大 6cm，子宫收缩规律，胎心正常，胎头已入盆，胎膜未破，可触及前羊水囊。考虑首选的处理措施是

A. 肥皂水灌肠

B. 人工破膜

C. 准备阴道助产

D. 静脉滴注缩宫素

E. 针刺三阴交，合谷穴位

50. 初孕妇，28 岁。孕 33 周，近 1 周自觉头晕、乏力、心悸及食欲缺乏。查体：面色苍白，心率 100 次/分。血红蛋白 85g/L，血细胞比容 0.25，胎心及骨盆测量均正常。该患者最有可能的诊断是

A. 缺铁性贫血

B. 巨幼细胞贫血

C. 妊娠生理性贫血

D. 溶血性贫血

E. 再生障碍性贫血

51. 磺脲类降糖药物中最易并发严重低血糖的是

A. 甲苯磺丁脲

B. 格列本脲

C. 格列吡嗪

D. 格列喹酮

E. 格列齐特

52. 软脑膜、血管及脑组织同时破裂，伴有外伤性蛛网膜下腔出血，考虑诊断为

A. 脑裂伤

B. 脑挫伤

C. 脑震荡

D. 急性硬膜下血肿

E. 急性硬脑膜外血肿

53. 患者，女，36 岁。因乳腺癌住院，准备手术治疗，患者焦虑，常暗自流泪、沉思。护士最应给予的护理措施是

A. 立即上报主管医生

B. 给予镇静药以缓解症状

C. 指导家属给予患者支持

D. 允许患者家属陪住，以避免焦虑

E. 鼓励患者倾诉并给予疏导和安慰

54. 患者，女，35 岁。以颅内肿瘤收治入院。因存在颅内压升高症状，护士将床头抬高 20°，其主要目的是

A. 增加回心血量

B. 改善呼吸功能

C. 有利于颅内静脉回流

D. 便于护理操作

E. 防止误吸

55. 患儿，女，孕 34 周早产。体重 1700g，皮肤红嫩、胎毛多，指（趾）甲未超过指（趾）尖，体温不升，呼吸 45 次/分，血氧饱和度 96%，胎脂较多。护士首先应采取的护理措施是

A. 补充维生素 K 防止出血

B. 给予鼻导管低流量吸氧

C. 立即擦净胎脂

D. 将患儿置于暖箱中

E. 喂葡萄糖水

56. 患者，男，60 岁。患高血压 5 年。家务劳动时突然昏迷，诊断为脑出血。急诊护士应为患者采取的姿势是

A. 左侧半卧位

B. 右侧半卧位

C. 平卧位，头偏向一侧

D. 端坐位，头偏向一侧

E. 侧卧位，头抬高 15°~30°

57. 心搏骤停后最容易发生的继发性病理变化是
A. 肺梗死
B. 急性肾衰竭
C. 急性肝衰竭
D. 脑缺氧和脑水肿
E. 心肌缺血

58. 婴儿肺炎合并心力衰竭时的呼吸和心率分别是
A. 呼吸>40 次/分，心率>140 次/分
B. 呼吸>40 次/分，心率>150 次/分
C. 呼吸>50 次/分，心率>160 次/分
D. 呼吸>60 次/分，心率>180 次/分
E. 呼吸>60 次/分，心率>200 次/分

59. 对于急性心肌梗死 1 周内的患者，饮食方面应给予
A. 禁食
B. 高脂饮食
C. 高热量饮食
D. 高胆固醇饮食
E. 高纤维素饮食

60. 患者，男，77 岁。有慢性阻塞性肺疾病（COPD）病史 25 年。近日受凉后咳嗽加重，咳大量脓性黏痰，不易咳出。查体：体温 37.5℃，气促，听诊可闻及痰鸣音，伴喘息。此患者最主要的护理诊断是
A. 清理呼吸道无效
B. 气体交换受损
C. 体温过高
D. 低效性呼吸型态
E. 活动无耐力

61. 高碳酸血症型呼吸衰竭的患者在使用人工呼吸机时，护士考虑患者是通气过度，支持该判断的是
A. 皮肤潮红、出汗
B. 烦躁不安
C. 呼吸深大
D. 呼吸性酸中毒
E. 呼吸性碱中毒

62. 患者，男，60 岁。患关节炎 2 年，初期为腕、掌指关节疼痛，后有膝关节疼痛，近期两手指的掌指关节尺侧存在关节活动障碍，影响患者的日常生活。血液检查：C 反应蛋白升高。说明目前疾病处在
A. 康复期
B. 稳定期
C. 活动期
D. 比较轻微阶段
E. 非常严重阶段

63. 患者，男，40 岁。下肢严重挤压伤后发生急性肾衰竭，少尿期不可能出现的是
A. 尿相对密度低
B. 低钾血症
C. 低钠血症
D. 代谢性酸中毒
E. 氮质血症

64. 患者，女，38 岁。血红蛋白 40g/L，诊断为缺铁性贫血，已给予口服铁剂治疗。饮食护理不正确的是
A. 补充铁剂的同时补充蛋白质
B. 补充铁剂的同时补充维生素
C. 每天饮食中必须有含铁丰富的食物
D. 餐后饮浓茶利于铁的吸收
E. 消化不良者要少量多餐

65. 患儿，女，8 岁。阵发性剑突下钻顶样疼痛半天，伴有恶心、呕吐，既往有类似的发病史。查体：体温 37.5℃，剑突下深压痛，无腹肌紧张。应考虑
A. 肝内胆管结石
B. 胆道蛔虫病

C. 胆总管结石

D. 急性胆管炎

E. 胆囊结石

66. 患儿，男，6 月龄。腹泻 3 天，稀便每天 20 次左右，出现如图所示表现，其脱水程度是

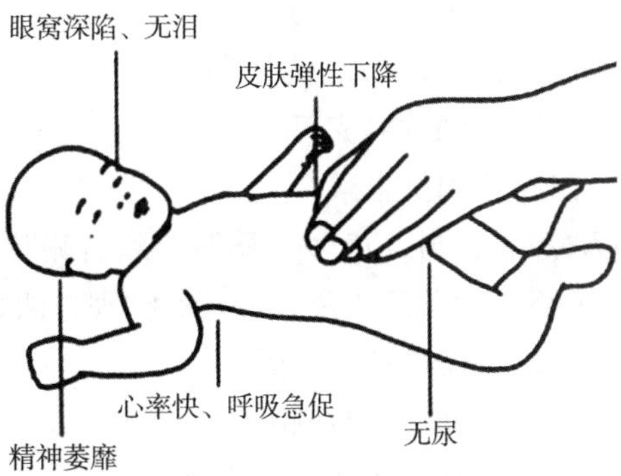

A. 不脱水

B. 中度脱水

C. 重度脱水

D. 低渗性脱水

E. 轻度脱水

67. 患儿，女，6 个月。冬季出生，人工喂养，平时睡眠不安、多汗，今日晒太阳后突然出现全身抽搐 5~6 次，每次 1 分钟左右，抽搐时手足表现如图所示。抽搐间期活泼如常，体温 37. 8℃，护士应首先考虑的是

A. 癫痫

B. 低血糖

C. 高热惊厥

D. 维生素 D 缺乏性佝偻病

E. 维生素 D 缺乏性手足搐搦症

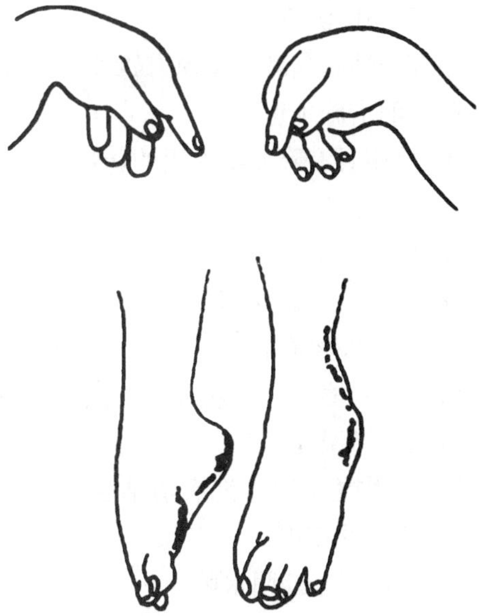

68. 患者，女，78 岁。因冠状动脉粥样硬化性心脏病入院治疗。护士在对患者进行健康教育时，不利于交流进行的是

A. 提供安静舒适的环境

B. 交谈时面向患者

C. 适时微笑点头或应答

D. 不随意打断对方话题

E. 始终注视对方面部

69. 患者，男，45 岁。因胸部损伤致张力性气胸急诊入院。护士必须准备的抢救物品是

A. 输液器

B. 氧气湿化瓶

C. 气管内插管用物

D. 吸引器

E. 胸腔闭式引流瓶

70. 简单、有效判断胎儿安危的指标是

A. 胎动计数

B. 缩宫素激惹试验

C. B 超检查

D. 羊水检查

E. 胎心监测

71. 治疗肝性脑病减少肠内有毒物质产生和吸收的措施不包括

A. 使用具有降血氨作用的药物

B. 禁蛋白质摄入

C. 口服新霉素

D. 口服乳果糖导泻

E. 弱酸性溶液灌肠

72. 有关会阴擦（冲）洗和冷、热敷，下述哪项是错误的

A. 会阴擦（冲）洗有清洁会阴、预防感染的作用

B. 热敷用于外阴水肿

C. 冷敷用于会阴早期小血肿

D. 会阴水肿也可用95%乙醇湿敷

E. 会阴冷敷一般每次50分钟

73. 患者，男，60岁。因肺炎住院，患者痰液黏稠、量较多，护士采用胸部叩击方法协助患者排痰，错误的是

A. 协助患者取侧卧位

B. 由肺底自下而上、由外向内叩击

C. 叩击时避开心脏、骨突处

D. 叩击时间以3~5分钟为宜

E. 每一肺叶叩击1~3分钟

74. 患者，男，50岁。晚期肝癌，患者尚不了解情况，且患者情绪比较敏感。工作中，护士应特别注意语言的

A. 专业性

B. 礼貌性

C. 安慰性

D. 保密性

E. 指导性

75. 肝硬化腹水患者，每日进水量限制在

A. 1500ml

B. 1000ml

C. 800ml

D. 500ml

E. 300ml

76. 患者，女，26岁。行膀胱镜检查后出现血尿和疼痛。为患者采取的护理措施不包括

A. 镇静、镇痛

B. 应用促凝血药

C. 嘱少饮水，减少排尿

D. 加强营养支持

E. 应用抗生素

77. 患者，男，75岁。脑卒中致右侧肢体瘫痪，为预防压疮，最好的护理方法是

A. 受压部位垫气圈

B. 让其保持左侧卧位

C. 鼓励其做肢体功能锻炼

D. 每2小时为其翻身按摩1次

E. 请家属观察其皮肤是否有破损

78. 患者，男，40岁。左前臂Ⅱ度烧伤5天，局部创面湿润、疼痛。护士为了改善患者的局部状况，可在局部进行

A. 放置冰袋，每次15分钟

B. 冷湿敷，每次10~15分钟

C. 热湿敷，水温40~60°C

D. 放置45~50°C热水袋，避免烫伤

E. 红外线照射，每次20~30分钟

79. 心绞痛发作时，下列选择不正确的是

A. 舌下含服硝酸甘油，未缓解，隔15分钟再含

B. 舌下含服硝酸甘油，未缓解，连续间断服药3次

C. 多次服药，未缓解，立即就医

D. 原地休息避免活动

E. 服药后观察胸痛情况

80. 下列哪项不符合抗癫痫药的治疗原则

A. 大剂量开始

B. 单一用药无效者可联合用药
C. 达疗效后继续正规用药
D. 连续 3 年无发作后可缓慢减量
E. 以小剂量维持后停药

81. 输血反应中，不属于枸橼酸钠毒性反应的是
A. 手足抽搐
B. 皮肤瘙痒
C. 出血倾向
D. 心率缓慢
E. 血压下降，头晕

82. 孕妇，第 1 胎，妊娠 38 周以先兆临产入院，其最可靠的依据是
A. 规律性子宫收缩
B. 见红
C. 排便感
D. 胎儿下降感
E. 破膜

83. 患者，女，61 岁。患风湿性心脏瓣膜病，因心源性水肿医嘱给予噻嗪类利尿药治疗，护士执行完医嘱后应重点预防
A. 低钾血症
B. 高钠血症
C. 低钠血症
D. 高钾血症
E. 低镁血症

84. 三腔双囊管放置 24 小时后，需放气并放松牵引的目的是
A. 防止胃受压
B. 避免胃扩张
C. 暂时解除胃底贲门受压
D. 证实出血是否停止
E. 预防囊壁和胃黏膜粘连

85. 肺癌患者接受化学治疗，护士静脉推注多柔比星 20mg+生理盐水 20ml 时，不慎将药液漏至血管外。以下哪项处理错误
A. 停止注射，拔出针头
B. 支托痛处
C. 普鲁卡因注入局部皮下
D. 局部热敷
E. 氢化可的松油膏外敷

86. 护士向风湿性心脏瓣膜病的患者介绍腿部适当活动的重要性，首先解释活动的目的是
A. 减轻心脏负担
B. 促进局部血液循环
C. 扩张冠状动脉，增加心肌供血
D. 防止动脉栓塞
E. 防止下肢静脉血栓形成

87. 患者，女，58 岁。因近日睡眠不好、头晕、有时步态不稳而就诊，发现血压高，既往有过高血压，开始进行药物治疗。下列属于降压药物的是
A. 硝苯地平
B. 利多卡因
C. 地西泮
D. 阿司匹林
E. 普罗帕酮

88. 患者，女，18 岁。持续高热 1 周。拟行血培养，以排除败血症。向家长解释检验目的，正确的是
A. 测定血糖浓度
B. 测定淀粉酶水平
C. 测定脂肪酶水平
D. 测定血钙含量
E. 查找血液中的致病菌

89. 阑尾周围脓肿消退后，行阑尾切除术的最佳时间是
A. 1 周后手术切除
B. 3 个月后手术切除
C. 2 个月后手术切除

D. 3 周后手术切除

E. 4 年后手术切除

90. 患者，男，72 岁。因急性心肌梗死入院，入院 2 小时病情恶化死亡，考虑其最可能的死因是

A. 心源性休克

B. 乳头肌功能不全

C. 心脏破裂

D. 心律失常

E. 急性左心衰竭

A3/A4 型题

答 题 说 明

以下提供若干个案例，每个案例有若干个考题。请根据各考题题干所提供的信息，在每题下面的 A、B、C、D、E 五个备选答案中选择一个最佳答案。

（91~93 题共用题干）

患者，男，62 岁。身高 170cm，体重 42kg，消瘦，因脑出血偏瘫在床，长期平卧不能自行翻身。

91. 患者最容易发生压力性损伤的部位是

A. 耳郭

B. 骶尾部

C. 膝关节内外侧

D. 生殖器

E. 足趾处

92. 患者受压局部出现红、肿、热、痛、麻木感，未有破溃。护理措施不妥的是

A. 增加翻身次数

B. 保持床铺整洁、干燥

C. 加强患者营养

D. 为患者进行肥皂沐浴，保持清洁

E. 避免刺激局部皮肤

93. 2 天后患者病情进一步恶化，局部皮肤紫红色，有硬结、水疱形成，此时患者处于

A. 淤血红润期

B. 炎性浸润期

C. 浅度溃疡期

D. 坏死溃疡期

E. 溃疡后期

（94~97 题共用题干）

患者，男，21 岁。患支气管扩张症。近日来因偶感伤寒，咳大量黄色脓痰，遂收入院治疗。

94. 导致患者支气管扩张症的可能因素是其幼年时患过

A. 百日咳

B. 猩红热

C. 水痘

D. 腮腺炎

E. 风疹

95. 支气管扩张症患者并发厌氧菌感染的主要依据是

A. 痰液有臭味

B. 痰液出现分层现象

C. 咳痰伴咯血

D. 咳嗽伴大量脓痰

E. 慢性咳嗽伴大量脓痰、咯血

96. 护士协助患者做体位引流，下列哪项是

错误的

A. 根据病变部位选择引流体位

B. 原则上病变部位应处于低位

C. 辅以胸部叩击、有效咳嗽等，以提高疗效

D. 不宜在饭后立即进行

E. 出现咯血、头晕、发绀等情况时，停止引流

97. 若患者痰量忽然减少，且体温升高，提示

A. 原有感染加重

B. 有继发感染

C. 感染被控制

D. 支气管引流不畅

E. 病情无变化

（98~100 题共用题干）

患者，男，40 岁。体重 60kg，双下肢烧伤，均为大的水疱，伤后即来诊。

98. 患者为几度烧伤

A. Ⅰ度

B. 浅Ⅱ度

C. 深Ⅱ度

D. Ⅲ度

E. Ⅱ度至Ⅲ度移行

99. 患者第 1 天输液总量是

A. 5100ml

B. 4500ml

C. 6100ml

D. 7000ml

E. 3000ml

100. 补液过程中应密切观察，下列指标哪项有误

A. 尿量在 30ml/h 以上

B. 神志清醒

C. 脉搏在 130 次/分以下

D. 收缩压在 90mmHg 以上

E. 老年人要限量

（101~102 题共用题干）

患者，男，64 岁。肺癌晚期，入院了解病情后，情绪异常，抱怨家人不关心，指责医务人员不尽力，在治疗护理中配合差。

101. 该患者的心理反应属于

A. 否认期

B. 愤怒期

C. 协议期

D. 忧郁期

E. 接受期

102. 针对该患者的心理护理措施，下列哪项是错误的

A. 护理人员一定要有爱心、耐心，认真地倾听患者的倾诉

B. 允许患者以发怒、抱怨、不合作行为来宣泄内心的不满、恐惧

C. 对患者严加约束，注意预防意外事件的发生

D. 给患者提供表达或发泄内心情感的适宜环境

E. 做好患者家属和朋友的工作，给予患者关爱、理解、同情和宽容

（103~104 题共用题干）

患者，女，72 岁。慢性支气管炎病史 12 年，急性发作 2 周入院。入院后出现频繁咳嗽、咳痰，痰稠不易咳出。患者在护士查房时突然出现剧烈咳嗽，呼吸极度困难，喉部有痰鸣音，表情恐怖，张口瞠目，两手乱抓。

103. 该患者最可能发生了

A. 痰液堵塞气道导致窒息

B. 精神失常

C. 出现急性心肌梗死

D. 呼吸道痉挛导致缺氧

E. 严重哮喘

104. 此时护士最恰当的处理是

A. 扩张冠状动脉
B. 立即清除呼吸道痰液
C. 应用具有呼吸兴奋作用的药物
D. 应用糖皮质激素
E. 给予强心治疗

（105～107 题共用题干）

患者，女。患风湿性心脏病，心功能Ⅱ级，现妊娠 38 周，头位，胎心率正常，血压 120/70mmHg，已临产。

105. 此时最适宜的处理方法是
A. 立即行剖宫产
B. 第一产程，每小时测胎心率 1 次
C. 缩宫素静脉滴注加强子宫收缩，缩短第一产程
D. 严密监测产程进展，缩短第二产程，给予阴道助产
E. 第二产程，每 30 分钟测血压、脉搏、呼吸、心率 1 次

106. 在该产妇第三产程中，下列处理措施不妥的是
A. 胎儿娩出后，腹部置沙袋
B. 子宫收缩欠佳时，可注射缩宫素
C. 注射麦角新碱预防产后出血过多
D. 遵医嘱输血、输液
E. 胎盘娩出后，应按摩子宫，促进子宫收缩

107. 产褥期处理措施不正确的是
A. 产后 24 小时内卧床休息
B. 半卧位或左侧卧位
C. 鼓励母乳喂养
D. 预防性使用抗生素
E. 病情稳定，产后 10 天可出院

（108～110 题共用题干）

患儿，女，8 个月。腹泻 3 天，无尿 6 小时，大便每天 10 余次，精神极度萎靡，呼吸深快，皮肤弹性极差，口腔黏膜干燥，前囟、眼窝深凹陷，口唇樱桃红。血生化检查：血钾 3.0mmol/L，血钠 138mmol/L，HCO_3^- 14mmol/L。

108. 护士对其进行身体评估，判断该患儿脱水的程度是
A. 无脱水
B. 轻度脱水
C. 中度脱水
D. 重度脱水
E. 极重度脱水

109. 估计该患儿补充的累积损失量为
A. 30～50ml/kg
B. 50～100ml/kg
C. 100～120ml/kg
D. 120～150ml/kg
E. 150～180ml/kg

110. 该患儿脱水的性质是
A. 极低渗性脱水
B. 低渗性脱水
C. 等渗性脱水
D. 高渗性脱水
E. 极高渗性脱水

（111～113 题共用题干）

患者，男，69 岁。情绪激动后突感剧烈压榨性胸痛、呕吐伴窒息感 2 小时入院。心率 110 次/分，血压 82/60mmHg。心电图示 V_1～V_4 导联 ST 段弓背向上抬高，心律不齐。

111. 护士根据患者的病情，考虑患者可能出现的危险病情变化是
A. 恶化型心绞痛
B. 急性心肌梗死
C. 急进性高血压
D. 不稳定型心绞痛
E. 长期应用硝酸甘油可能产生耐药性

112. 急诊护士对患者评估后，认为首优护

理诊断是

A. 活动无耐力

B. 恐惧

C. 潜在并发症：感染

D. 焦虑

E. 疼痛

113. 护士为患者采取的护理措施不包括

A. 卧床休息

B. 开放静脉通路

C. 发作时应尽可能描记心电图

D. 准备气管切开用物

E. 了解患者发生心绞痛的诱因

(114~115 题共用题干)

患者，男，56 岁。肝癌晚期已出现远处转移，化学治疗后食欲极差，腹部胀痛，夜间睡眠质量差，患者精神萎靡，近 2 天常有少量粪水从肛门排出，有排便冲动，无法正常排便。

114. 患者首要的护理问题是

A. 潜在的皮肤完整性受损

B. 焦虑

C. 营养失调

D. 便秘

E. 睡眠型态紊乱

115. 针对患者排便的问题，护士应采取的正确护理措施是

A. 调整心理状态，有助于建立正常排便反射

B. 可给予小剂量不保留灌肠，必要时人工取便

C. 纠正不当、无效的排便动作

D. 可给予口服导泻药通便

E. 增加静脉输液量，防止水、电解质紊乱

(116~118 题共用题干)

患者，男，50 岁。有慢性便秘多年，每次排便必须十分用力。近半年来发现，站立时阴囊出现肿块，呈梨形；平卧时可还纳。查体：触诊发现外环扩大，嘱患者咳嗽，指尖有冲击感，手指压迫内环处，肿块不再出现，拟诊腹外疝，准备手术治疗。

116. 可避免术后疝复发的术前处理是

A. 治疗便秘

B. 备皮

C. 排尿

D. 灌肠

E. 麻醉前用药

117. 术后预防血肿的措施是

A. 仰卧位

B. 保持敷料清洁、干燥

C. 托起阴囊，伤口用沙袋压迫

D. 应用抗生素

E. 不可过早下床活动

118. 本病例属于

A. 腹股沟斜疝

B. 腹股沟直疝

C. 股疝

D. 脐疝

E. 切口疝

(119~120 题共用题干)

患者，男，45 岁。下腹部被车撞伤 6 小时，未排尿。入院后神志清醒，精神差，面色苍白，四肢冰凉。查体：血压 69/45mmHg，心率 133 次/分，耻骨联合处压痛，骨盆挤压试验阳性，膀胱充盈。

119. 护士为该患者采取的护理措施不包括

A. 严密观察生命体征

B. 快速补液，可建立股静脉置管

C. 应立即导尿，观察尿量

D. 立即建立静脉通路

E. 观察患者意识状态

120. 护士为该患者行导尿术，导尿管已经

插入一定深度，但是未见尿液流出，且在导尿管尖端见血迹。考虑可能的原因是

A. 导尿管插入方法不对

B. 导尿管前段没有润滑

C. 尿路梗阻

D. 骨盆骨折合并尿道断裂

E. 骨盆骨折合并膀胱血肿

参考答案

第二单元　实践能力

1. C　2. E　3. A　4. D　5. B　6. D
7. B　8. A　9. E　10. A　11. D　12. C
13. B　14. B　15. B　16. D　17. D
18. E　19. D　20. B　21. D　22. B
23. A　24. C　25. D　26. E　27. C
28. D　29. D　30. A　31. E　32. E
33. C　34. B　35. A　36. E　37. D
38. D　39. C　40. D　41. D　42. E
43. A　44. D　45. A　46. A　47. E
48. E　49. B　50. A　51. B　52. A
53. E　54. C　55. D　56. C　57. D
58. D　59. E　60. A　61. E　62. C
63. B　64. D　65. B　66. C　67. E
68. E　69. E　70. A　71. A　72. E
73. D　74. D　75. B　76. C　77. D
78. E　79. A　80. A　81. B　82. B
83. A　84. C　85. D　86. E　87. A
88. E　89. B　90. D　91. B　92. D
93. B　94. A　95. A　96. B　97. D
98. B　99. C　100. C　101. B　102. C
103. A　104. B　105. D　106. C　107. A
108. D　109. C　110. C　111. B　112. E
113. D　114. D　115. B　116. A　117. C
118. A　119. B　120. D

解　析

扫码查看
相关内容

协和护考

全国护士执业资格考试
优选卷（四）

第一单元　专业实务

中国协和医科大学出版社
北　京

第一单元
专业实务

A1/A2 型题

答题说明

以下每一道考题下面有 A、B、C、D、E 五个备选答案。请从中选择一个最佳答案。

1. 阿尔茨海默病早期的记忆障碍表现为
   A. 错构或虚构
   B. 心因性遗忘
   C. 近事遗忘
   D. 近事遗忘和远事遗忘
   E. 逆行性遗忘
2. 针对护士在执业活动中面临职业危害的问题，《护士条例》未做以下哪项规定
   A. 护士应当获得与其所从事的护理工作相适应的卫生防护、医疗保健服务
   B. 从事有感染传染病危险工作的护士，应当接受职业健康监护
   C. 不得要求护士从事直接接触有毒有害物质的危险工作
   D. 护士患职业病的，有依照有关法律、行政法规的规定获得赔偿的权利
   E. 从事直接接触有毒有害物质的护士，应当按照国家有关规定给予津贴
3. 肝硬化门静脉高压症的三大临床表现是
   A. 脾大、腹水、侧支循环建立和开放
   B. 腹水、肝大、贫血
   C. 肝大、腹水、侧支循环建立和开放
   D. 出血倾向和贫血、腹水、脾大
   E. 侧支循环建立和开放、贫血、脾大
4. 重度有机磷农药中毒的瞳孔变化是
   A. 双侧瞳孔针尖样大小
   B. 双侧瞳孔扩大
   C. 两侧瞳孔不等大
   D. 双侧瞳孔缩小、固定，约 2mm
   E. 瞳孔无异常
5. 原发性支气管肺癌的起源部位是
   A. 毛细支气管
   B. 支气管黏膜或肺泡上皮
   C. 主支气管
   D. 纵隔黏膜
   E. 肺泡黏膜
6. 心律失常最基本的症状是
   A. 心源性休克
   B. 气促
   C. 晕厥
   D. 心悸
   E. 急性肺水肿
7. 减轻尿路刺激症状的护理措施不包括
   A. 指导患者多饮水
   B. 保持心境平和，缓解紧张焦虑情绪
   C. 调整尿液酸碱度

D. 保持外阴清洁

E. 下腹部冷敷

8. 下列哪项是雌激素的生理功能

A. 使子宫肌肉松弛

B. 使子宫内膜由增生期变为分泌期

C. 降低子宫对缩宫素的敏感性

D. 使排卵后体温升高

E. 使阴道上皮增生、角化、成熟

9. 某孕妇，29 岁。既往体健，近 1 年来发现 HBsAg 阳性，但无任何症状，肝功能正常。经过十月怀胎，足月顺利分娩一 4500 克男婴。为阻断母婴传播，对此新生儿最适宜的预防疗法是

A. 注射乙肝疫苗

B. 注射丙种球蛋白

C. 注射乙肝疫苗+丙种球蛋白

D. 注射高效价乙肝免疫球蛋白

E. 注射乙肝疫苗+高效价乙肝免疫球蛋白

10. 运用 PDCA 循环的护理管理方法起到的作用是

A. 监督指导

B. 循环管理

C. 持续改进

D. 目标管理

E. 检查落实

11. 采集粪便标本检查阿米巴原虫前，将便盆加热的目的是

A. 减少污染

B. 保持原虫活力

C. 降低假阳性率

D. 降低假阴性率

E. 使患者舒适

12. 患者，女，40 岁。发现室间隔缺损 38 年。3 个月前拔牙后持续发热至今。查体：体温 37.6℃；睑结膜苍白，有瘀点；胸骨左缘第 3 肋间可闻及全收缩期杂音，脾肋下可触及。最有助于确诊的检查是

A. 腹部 B 超

B. 血常规

C. 血培养

D. 血清铁

E. 尿蛋白

13. 剪刀和缝针的消毒宜用

A. 干烤法

B. 煮沸法

C. 药液浸泡法

D. 燃烧法

E. 高压蒸汽法

14. 关于倾倒综合征的表现，下列错误的是

A. 发生于饮食后 10～30 分钟

B. 上腹部胀痛、心悸、出汗、恶心、呕吐

C. 重者可有肠鸣音次数增加及腹泻

D. 平卧几分钟可缓解

E. 严重者可引起休克

15. 有关正常人的体温描述，不正确的是

A. 正常人的体温受体温调节中枢调控

B. 正常人的体温一般在 36～37℃（腋温）

C. 上午体温较下午略高

D. 每日体温波动不超过 1℃

E. 高温环境下体温可稍增高

16. 医嘱应最先执行的是

A. sos

B. bid

C. pm

D. st

E. qh

17. 患者，男，30 岁，工程师。因急性胃穿

孔入院手术，手术后宜采用的护患关系模式是

A. 主动-被动型
B. 指导-合作型
C. 共同参与型
D. 被动-主动型
E. 共同合作型

18. 患者，女，78 岁。白内障晚期，护士在与其交流时应选择的沟通方式是

A. 用面部表情辅助交流
B. 必要时用文字进行交流
C. 让患者用手势回答问题
D. 及时对患者所听到的声响作出解释
E. 让患者用“点头”和“摇头”回答问题

19. 关于护士面部表情的要求不包括

A. 在倾听患者主诉时，表现专注和友好
B. 抢救患者时，表情凝重
C. 在任何情况下都不能表现出不满或气愤
D. 面对疼痛的患者应微笑
E. 对疾病缠身的患者表现出关注和抚慰

20. 某妇产科护士，针对子宫肌瘤的患者，从入院到出院按照时间要求和工作顺序，与医生等合作团队为患者提供整体照顾计划。该护士采用的护理方式是

A. 个案护理
B. 功能制护理
C. 责任制护理
D. 小组护理
E. 临床路径

21. 患者，女，40 岁。确诊为子宫黏膜下肌瘤，患者常诉头晕、乏力，最可能的原因是

A. 担心肿瘤恶变
B. 对手术的恐惧
C. 继发性贫血
D. 神经症
E. 高血压

22. 患者，女，30 岁。因患左侧乳腺癌住院行根治术。术中同时为右侧乳房一个不明显硬结也做了常规的冰冻病理切片，病理检查结果提示右乳房小肿块部分癌变。此时，医生的最佳伦理选择是

A. 依人道原则，立即行右乳大部分切除术
B. 依救死扶伤原则，立即行右乳大部分切除术
C. 依有利原则，立即行右乳根治术
D. 依知情同意原则，立即行右乳根治术
E. 依知情同意原则，立即行右乳大部分切除术

23. 患者，女，80 岁。肺癌晚期，患者全身衰竭，生命体征微弱。护士为其测量呼吸时宜采取的观察方法是

A. 耳贴近患者口鼻处，听其呼吸声响
B. 手背置于患者鼻孔前，以感觉气流
C. 眼睛平视患者胸、腹部，观察起伏次数
D. 测脉率，其数值除以 3，为呼吸次数
E. 置少许棉花于患者鼻孔前，观察飘动次数

24. 患者，男，22 岁。外伤后呼吸困难，发绀。查体：右侧胸壁可见一 2cm×2cm 的开放性伤口，呼吸时伤口处能听到空气出入胸膜腔的吹风声，伤侧胸部叩诊呈鼓音，呼吸音减弱。应首先考虑的是

A. 血胸
B. 多根多处肋骨骨折

C. 开放性气胸

D. 闭合性气胸

E. 张力性气胸

25. 胆道疾病的患者进行辅助检查时，下列哪项应首选

A. B 超

B. 静脉胆道造影

C. 口服胆囊造影

D. 经皮肝穿刺胆道造影

E. 经内镜逆行胆胰管造影

26. 早产儿，出生后 4 小时出现呼吸困难、拒乳、口唇发绀，三凹征明显，双肺可闻及湿啰音，胸部 X 线片示透亮度降低。护士制订的护理计划中，最主要的护理诊断是

A. 有皮肤受损的危险

B. 活动无耐力

C. 营养不足

D. 气体交换受损

E. 有感染的危险

27. 伴有脑脊液漏的颅底骨折属于

A. 闭合性骨折

B. 开放性骨折

C. 不稳定骨折

D. 青枝骨折

E. 凹陷性骨折

28. 患者，女，30 岁。心源性休克正在抢救，现患者情况已稳定。护士立即处理抢救中的口头医嘱时，正确的做法是

A. 立即执行

B. 立即执行，并于事后 24 小时内补写

C. 复诵一遍，双方确认无误后执行并于事后补写

D. 拒绝执行

E. 两名护士核对后执行

29. 患者，女，32 岁。脊柱手术后卧床多日造成长发打结成团，护士为患者进行头发清洁，湿润梳通头发时最好使用

A. 45℃温水

B. 润发油

C. 30%乙醇溶液

D. 2%碳酸氢钠溶液

E. 百部酊

30. 患儿，女，5 岁。因发热、咳嗽入院就诊。静脉输液时，患儿见到护士便哭闹不止、拒绝输液，此时护士应

A. 不顾其哭闹，强行实施静脉穿刺

B. 给患儿讲解疾病情况和用药知识

C. 斥责患儿，叫家属协助实施静脉穿刺

D. 关心安慰患儿，消除孩子恐惧心理

E. 暂停静脉穿刺，让家属安慰患儿

31. 患者，男，27 岁。鼻唇沟处有一疖，表现为红、肿、热、痛，前来就诊。护士嘱其禁忌局部热敷，其原因是防止

A. 加重局部疼痛

B. 加重局部功能障碍

C. 掩盖病情

D. 出血

E. 引起颅内感染

32. 患者，男，22 岁。因急性肠胃炎急诊入院进行静脉输液。护士不恰当的用语是

A. “因为您多次呕吐、腹泻，所以过会给您输液补充一下。”

B. “您快点儿去卫生间，回来就要输了。”

C. “现在给您输液，可以告诉我您的名字吗？”

D. “等会输液的时候，有任何不舒服的

地方请您告诉我。”

E. “输液的滴速已经调节好了，请您不要自行调节。”

33. 孕妇由于妊娠期高血压疾病应用硫酸镁治疗，在治疗过程中出现膝跳反射消失，呼吸浅而慢、每分钟 10 次。对此患者除立即停药外，应给下述哪种药物

A. 5%葡萄糖静脉滴注

B. 肌内注射山莨菪碱

C. 静脉注射 50%葡萄糖

D. 静脉注射 10%葡萄糖酸钙

E. 静脉注射低分子右旋糖酐

34. 一位年轻的未婚妇女因子宫出血过多住院。患者诉子宫出血与她的月经有关，去年就发生过几次。医生按照其主诉施行相应的治疗。一位正在妇科实习的护士和患者很谈得来，成为无话不谈的好朋友。在一次聊天中谈及病情时，患者说自己是因为服用了流产药物而造成的出血不止，并要求这位护士为她保密。根据上述描述，实习护士应该

A. 遵守保密原则，不将患者真实情况告诉医生

B. 因为不会威胁到患者的生命，所以应该保密

C. 拒绝为她保密的要求

D. 为了患者的治疗，应该说服患者将真实情况告诉医生，但一定要为患者保密

E. 了解病因、病史是医生的事，与护士无关，所以应尊重患者的决定

35. 下列除哪个疾病外均首选糖皮质激素治疗

A. 原发免疫性血小板减少症

B. 肾病综合征

C. 系统性红斑狼疮

D. 类风湿关节炎

E. 哮喘急性发作

36. 对于忧郁期的临终患者，相应的护理措施为

A. 给予同情照顾，注意安全

B. 尊重患者，不强迫与其沟通

C. 鼓励患者建立战胜疾病的信心

D. 尽量满足其要求

E. 态度真诚，不揭穿患者的防卫机制

37. 某孕妇，孕 1 产 0，孕 28 周。自述自从上周以来粪便干燥，偶尔会发生便秘，护士最好指导该孕妇

A. 高蛋白、高热量饮食

B. 多睡少动，以保持体力

C. 适当限制水的摄入量，以防止水肿

D. 经常使用缓泻药

E. 养成定时排便习惯，多食含有粗纤维的食物

38. 护士在慢性阻塞性肺疾病并发肺气肿患者体温单上填写入院时间，以下哪项是正确的

A. 在 35℃以下栏内红笔纵行书写

B. 在 35℃以下栏内蓝笔纵行书写

C. 在 38~40℃栏内红笔纵行书写

D. 在 40~42℃栏内红笔纵行书写

E. 在 40~42℃栏内蓝笔纵行书写

39. 肉芽水肿可选用的湿敷药物是

A. 生理盐水

B. 凡士林

C. 3%~5%氯化钠溶液

D. 硼酸溶液

E. 0.02%呋喃西林溶液

40. 患者，女，70 岁。乳腺癌晚期肝转移，患者极度衰弱，宜采取的措施是

A. 让患者有尊严地度过余生

B. 提供心理疗法

C. 不放弃治疗，说服患者配合治疗

D. 安排患者转院

E. 实施安乐死

41. 患者，男，55 岁。因头晕、头痛来医院就诊。对前来就诊的患者，门诊护士首先应进行

A. 查阅病历资料

B. 预检分诊

C. 卫生指导

D. 心理安慰

E. 用药指导

42. 使用无菌持物钳时，下列哪项不正确

A. 应浸泡在盛有消毒液的大口容器内

B. 液面浸没轴节以上 2~3cm

C. 每个容器只能放 1 把

D. 取钳应将钳端闭合

E. 可用于夹取消毒的油纱布

43. 属于授权原则中最根本的一条准则是

A. 公平公正

B. 职责分明

C. 合理合法

D. 视能授权

E. 一律平等

44. 肝性脑病前驱期的主要表现是

A. 轻度性格行为异常

B. 意识错乱、睡眠障碍

C. 昏睡、精神错乱

D. 神志完全丧失

E. 嗜睡、精神失常

45. 下列不属于生理性腹泻临床特点的是

A. 多见于出生 6 个月以内婴儿

B. 大便次数增多

C. 添加辅食后大便多逐渐转为正常

D. 生长发育低于正常

E. 小儿虚胖，常伴湿疹

46. 患者，女，32 岁。因车祸大出血被送至急诊室，在医生未到之前，值班护士首先应做的是

A. 详细询问车祸出血的过程

B. 测血压、建立静脉通道

C. 记录患者的入院时间

D. 通知住院处，办理入院手续

E. 安慰患者及家属

47. 下列哪项不属于高危妊娠的范畴

A. 年龄 35 岁以上

B. 妊娠高血压患者

C. 枕右前位

D. 双胎妊娠

E. 有自然流产史

48. 乳腺癌常见病因中，与下列哪项无关

A. 雌酮含量增高

B. 血型

C. 高脂饮食

D. 生活方式

E. 遗传

49. 一名护理人员负责一位患者全部护理的工作方式是

A. 个案护理

B. 责任制护理

C. 整体护理

D. 功能制护理

E. 小组制护理

50. 患者，女，19 岁。患再生障碍性贫血，全血细胞减少。医嘱：新鲜全血 200ml，

静脉滴注，即刻。护士注意到患者输血100ml左右时，发生寒战，继而诉头痛、恶心，测体温39.5℃。最初宜采取的处理是

A. 暂停输血，静脉滴注生理盐水
B. 20℃生理盐水灌肠降温
C. 乙醇擦浴降温
D. 口服碳酸氢钠
E. 静脉注射氢化可的松

51. 关于急性骨髓炎，以下哪项不正确

A. 常见于12岁以下儿童
B. 多发生于长骨干骺端
C. 有寒战、高热
D. 患肢持续疼痛
E. 检查无压痛

52. 下列哪一种情况可早期出现神经精神症状

A. 高渗性脱水
B. 低渗性脱水
C. 等渗性脱水
D. 急性水中毒
E. 慢性水中毒

53. 有助于确诊急性白血病的体征是

A. 肝、脾大
B. 四肢关节痛
C. 胸骨压痛
D. 皮肤瘀斑
E. 皮肤黏膜出血

54. 某脑出血患者，处于熟睡状态，压迫眶上神经可勉强使其转醒，醒时答话模糊，答非所问，很快又再入睡。该病例的意识状态为

A. 嗜睡
B. 意识模糊
C. 昏睡
D. 浅昏迷
E. 深昏迷

55. 产妇，30岁。于5天前行会阴侧切术、胎头吸引助娩1个女婴，术后发生伤口感染、部分裂开，此时最适宜的护理措施是

A. 1∶5000高锰酸钾坐浴
B. 再次会阴切开引流
C. 静脉滴注抗生素
D. 用红外线局部照射
E. 清理伤口后再缝合

56. 需在2~10℃低温箱保管的药品是

A. 维生素E
B. 氨茶碱
C. 白蛋白
D. 氨苄西林
E. 地西泮

57. 患者，女，37岁。排便后肛门处剧烈疼痛，并有一肿块，触痛明显，最可能是

A. 内痔脱出
B. 直肠息肉脱出
C. 血栓性外痔
D. 肛裂并乳头肥大
E. 复杂性肛瘘

58. 患者，女，30岁。乳腺癌根治术后。护士在出院指导中，告知早期发现复发乳腺癌时最应强调的内容是

A. 经常自查乳房
B. 5年内避免妊娠
C. 术后坚持放射治疗和化学治疗
D. 坚持患肢功能锻炼
E. 术侧上肢不宜搬重物

59. 某患者因患“严重精神分裂症”而入院

治疗，护士应采用的护理系统是

A. 完全补偿

B. 部分补偿

C. 指导

D. 教育

E. 支持

60. 某患者患十二指肠溃疡，突然呕血，面色苍白，脉搏 120 次/分，血压 60/45mmHg。医嘱输血 400ml。给患者输血的目的是补充

A. 凝血因子

B. 血红蛋白

C. 血小板

D. 抗体

E. 血容量

61. 下列气的作用中，能维持人体正常体温恒定的是

A. 推动

B. 温煦

C. 防御

D. 固摄

E. 气化

62. 足月新生儿，为第一胎、第一产，出生后 24 小时出现黄疸，且进行性加重，测血清胆红素为 273μmol/L，拟诊为新生儿溶血病。该患儿和母亲的血型可能为

A. 母 AB 型，儿 AB 型

B. 母 O 型，儿 O 型

C. 母 O 型，儿 B 型

D. 母 A 型，儿 B 型

E. 母 B 型，儿 O 型

63. 患儿，3 月龄。患急性支气管肺炎。1 周来高热持续不退，咳嗽加重，呼吸困难伴口唇发绀。左侧肋间隙饱满，呼吸运动减弱，叩诊呈浊音，听诊呼吸音减弱。该患儿可能并发

A. 心力衰竭

B. 呼吸衰竭

C. 脓胸

D. 气胸

E. 肺大疱

64. 对于胰岛素使用的注意事项，不正确的是

A. 注射胰岛素易引起低血糖

B. 0~4℃冰箱保存，禁止冷冻

C. 根据血糖监测结果，及时调整胰岛素剂量

D. 胰岛素宜在餐前注射

E. 在抽取时先抽中、长效胰岛素，再抽短效胰岛素

65. 肺源性心脏病患者并发呼吸衰竭严重缺氧的典型表现是

A. 颜面发红

B. 颈静脉怒张

C. 发绀

D. 神志恍惚

E. 球结膜水肿

66. 导致左心室压力负荷过重的心脏瓣膜病是

A. 主动脉瓣狭窄

B. 二尖瓣关闭不全

C. 二尖瓣狭窄

D. 肺动脉瓣狭窄

E. 主动脉瓣关闭不全

67. 通行元气的脏腑是

A. 肺

B. 小肠

C. 肾

D. 胆

E. 三焦

68. 做尿蛋白及尿糖定性检查应留取

A. 中段尿标本

B. 尿浓缩标本

C. 24 小时尿标本

D. 尿常规标本

E. 尿培养标本

69. 患者，男，48 岁。6 年来站立或腹压增高时反复出现右阴囊肿块，平卧安静时用手将肿块向腹腔推送，肿块可向腹腔回纳而消失，入院诊断为右腹股沟斜疝，进行手术修补后采取以下护理措施，哪项不正确

A. 绝对卧床休息

B. 取屈膝仰卧位

C. 多饮水

D. 注意保暖

E. 排尿

70. 营养不良时，小儿皮下脂肪最先减少的部位是图中的

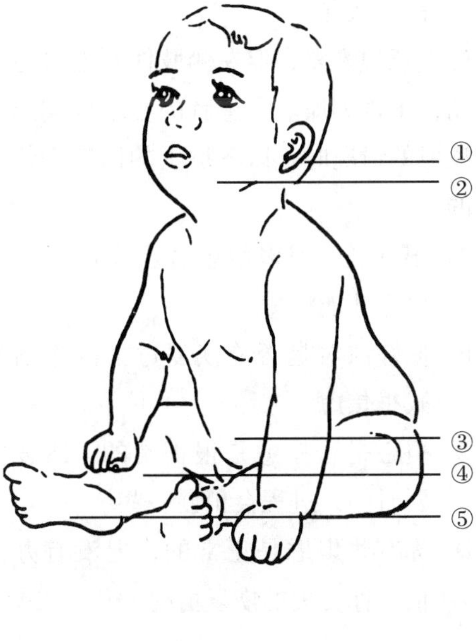

A. ①

B. ②

C. ③

D. ④

E. ⑤

71. 孕妇，32 岁。停经 55 天，阴道少量流血 6 天，因出血量增多 2 小时就诊。妇科检查：宫口扩张，少量宫腔内容物堵宫口，子宫体略大；尿人绒毛膜促性腺激素（hCG）（+）。首先考虑为

A. 稽留流产

B. 不全流产

C. 先兆流产

D. 难免流产

E. 完全流产

72. 小李是冠心病监护治疗病房（CCU）护士，毕业工作 3 年来，基本上是一个人护理某个患者，患者需要的全部护理由她全面负责，实施个体化护理、重症患者护理。下列错误的是

A. 备齐各种急救设施和药品

B. 一对一 24 小时特级护理

C. 制订并执行护理计划

D. 正确及时做好各项检查

E. 半小时巡视患者 1 次

73. 患儿，女，5 岁。口唇青紫，生长发育迟缓，游戏时喜欢下蹲片刻。查体：闻及胸骨左缘第 2~4 肋间级喷射性收缩期杂音。该患儿可能发生的疾病是

A. 室间隔缺损

B. 动脉导管未闭

C. 主动脉狭窄

D. 法洛四联症

E. 房间隔缺损

74. 患者，男，60 岁。因“慢性阻塞性肺疾病（COPD）并发自发性气胸”入院。住院期间出现 T 38.5℃，考虑合并细菌感染。最常见的致病菌是

A. 葡萄球菌
B. 结核分枝杆菌
C. 卡他莫拉菌
D. 肺炎链球菌
E. 流感嗜血杆菌

75. 颈椎病前路手术后最容易出现呼吸困难的时间是

A. 术后 1~3 日
B. 术后 3~7 日
C. 术后 1~2 周
D. 术后 2~3 周
E. 术后 3 周后

76. 患者，女，63 岁。高血压患者，有头晕、恶心、失眠、心悸等症状。护士通过收集资料了解到该患者存在相关知识缺乏，并为其制订护理计划。此时护士与患者处于护患关系发展时期的

A. 初期
B. 工作期
C. 结束期
D. 稳定期
E. 初期工作期中间

77. 不属于住院处工作的是

A. 办理入院手续
B. 进行卫生处置
C. 通知病区接收患者
D. 介绍入院须知
E. 根据病情用轮椅护送患者入病区

78. 患者，男，23 岁。因肾病综合征住院。医嘱服用泼尼松，护士对其进行用药指导，下列选项中不恰当的是

A. 可全天量一次服用
B. 病情好转后即可停药
C. 需维持 8~12 周
D. 可两天量隔天 1 次顿服
E. 宜在饭前服用

79. 做药物过敏试验时，关于皮内注射方法的叙述，正确的是

A. 用稀碘酊消毒皮肤
B. 与皮肤成 15°进针
C. 进针后抽回血
D. 推药液于真皮下
E. 拔针后不按压

80. 患者，女，35 岁。车祸后半小时入院。现自觉右胸痛，口唇、面部发绀，呼吸急促，出现异常呼吸运动。现在护士评估的重点是

A. 意识
B. 心率
C. 呼吸
D. 血压
E. 精神状况

81. 患者意识恢复，但左侧肢体不能自主活动，出现偏瘫。当患者的妻子询问患者痊愈的情况时，以下护士的回答中恰当的是

A. 很难说，但多数患者至少需要 1 年以上才能痊愈
B. 你好像对是否能恢复过去的生活方式很焦虑
C. 担心是否痊愈是很正常的，康复需要时间，进程会稍慢一些
D. 你有些焦虑是正常的，但没有办法估计你丈夫的恢复情况

E. 不要急，你丈夫很快就会恢复如常的

82. 患者，女，35 岁。因突发寒战、高热和大汗入院，2 周前曾在热带地区旅游。入院 3 天，给予抗生素治疗后发热不能控制。每次寒战持续约 40 分钟，随后体温迅速上升到 40℃以上，全身酸痛，约 3 小时后退热，全身大汗。护士为该患者绘制了热型图，如图所示，判断该热型为

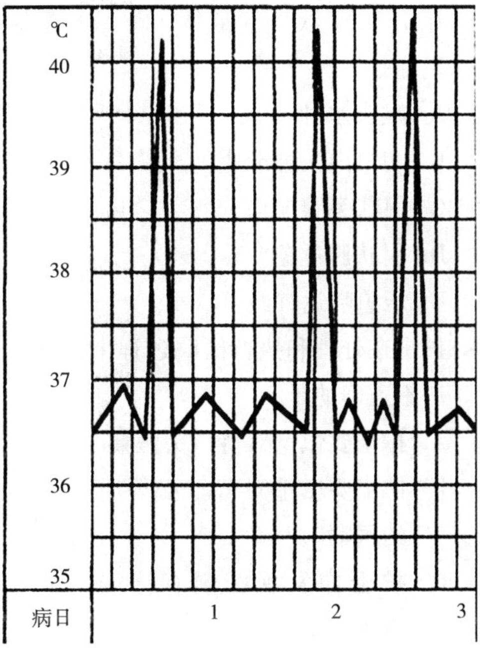

A. 弛张热

B. 间歇热

C. 回归热

D. 稽留热

E. 波状热

83. 患者，男，21 岁。急性起病，表现为说话难以理解、行为幼稚怪异，有片段耳闻远方熟人的声音，有被跟踪感。此患者最可能的诊断为

A. 偏执型精神分裂症

B. 青春型精神分裂症

C. 单纯型精神分裂症

D. 畸张型精神分裂症

E. 未分化型精神分裂症

84. 患者，女，40 岁。急性胰腺炎住院，经保守治疗后好转，出院时护士对其进行饮食建议，下列说法不妥的是

A. 适量蛋白，禁酒类饮料

B. 暴饮暴食

C. 热量充足

D. 清淡饮食

E. 适当低脂饮食

85. 患者，男，35 岁。2 小时前不慎从高处坠下后发生多根多处肋骨骨折并导致呼吸衰竭，其主要原因是

A. 剧痛不敢呼吸

B. 肺不张

C. 纵隔摆动

D. 继发肺部感染

E. 反常呼吸运动

86. 患者，男，62 岁。因咳嗽伴脓痰 15 年，下肢水肿 3 天入院。查体：颈静脉怒张，桶状胸，肝肋下可触及肿大，肝颈静脉回流征阳性。考虑该患者可能发生了

A. 急性左心衰竭

B. 慢性阻塞性肺疾病

C. 充血性心力衰竭

D. 慢性肺源性心脏病，右心衰竭

E. 肺水肿

87. 出生时免疫接种的疫苗是

A. 卡介苗

B. 脊髓灰质炎疫苗

C. 百白破混合疫苗

D. 麻疹疫苗

E. 卡介苗第一次加强疫苗

88. 导致扩张型心肌病最主要的可能原因是

A. 病毒感染

B. 遗传

C. 中毒

D. 代谢异常

E. 药物作用

89. 患者，男，65 岁。胃癌晚期，已转移至多处脏器，无法手术治疗，但患者仍要求住院治疗，医生将其收治入院，护士尽量满足患者心理上对生命的渴求直至其死亡。此案例中医护人员的行为，尊重患者享有的权利是

A. 隐私权

B. 知情同意权

C. 平等医疗权

D. 医疗诉讼权

E. 免除社会责任权

90. 人际关系的基本特点是

A. 社会性

B. 复杂性

C. 多重性

D. 多变性

E. 目的性

91. 物理降温后的体温，绘制符号及连线是

A. 红点红虚线

B. 蓝点蓝虚线

C. 红圈红虚线

D. 蓝圈蓝虚线

E. 红圈蓝虚线

92. 急性胰腺炎伴意识模糊患者入住重症监护治疗病房（ICU），其特别护理记录单记录的内容不包括

A. 护理措施

B. 生命体征

C. 出入液量

D. 神志、瞳孔

E. 患者社会关系

93. 患者，男，36 岁。行甲状腺大部切除术后 18 小时，患者烦躁不安，高热、大汗，测体温 39℃，脉搏 145 次/分，血压 120/70mmHg，切口无渗血，引流管流出 30ml 淡血性液体，首先考虑的并发症是

A. 喉头水肿

B. 切口内血肿形成

C. 甲状旁腺损伤

D. 甲状腺危象

E. 压迫喉返神经

94. 护士在处理和执行医嘱过程中，下列说法不正确的是

A. 护士要慎重对待口头医嘱

B. 护士要慎重对待“必要时”等形式的医嘱

C. 护士如发现医嘱有错误，应马上修改

D. 若患者病情加重，及时通知医生，与医生协商是否暂停医嘱

E. 若护士明知医嘱错误，但不质疑，或疏忽医嘱中的错误，造成的后果由医生、护士共同承担

95. 对需要长期静脉输液的成年患者，一般先选择哪个部位的静脉

A. 肘部

B. 头皮

C. 手背

D. 颈外

E. 锁骨下

96. 患者，男，42 岁。急性阑尾炎发病已 5 天，腹痛稍减轻但仍发热，右下腹可触及压痛的肿块。处理应为

A. 暂不手术，用广谱抗生素治疗

B. 立即手术，切除肿块

C. 立即手术，腹腔引流

D. 立即手术，切除阑尾

E. 不需要手术，用广谱抗生素治疗

97. 患者陈某因高热中暑，体温 40.2℃，以下降温措施中不妥的是

A. 头部用冰槽

B. 前额部置冰袋

C. 温水擦浴

D. 乙醇擦浴

E. 胸腹置冰袋

98. 某护士从小医院调入大医院工作，工作任务较以前更加繁重，但该护士能保持稳定的情绪、规范的行为举止，能很快地胜任工作。说明该护士具有

A. 良好的健康状况

B. 良好的专业技能

C. 明确的工作目标

D. 良好的人际关系

E. 良好的社会适应能力

99. 患者，女，60 岁。因糖尿病入院治疗，患者左侧肢体偏瘫。入院后测量血压，以下操作正确的是

A. 测量右上肢血压

B. 无须检查血压计，直接使用即可

C. 充气至肱动脉搏动音消失，再升高 40mmHg

D. 听诊器膜型体件置于袖带内

E. 充气压迫的时间越长，血压测得越准

100. 晚间护理的目的是

A. 提醒陪护人员离开病室

B. 保持病室美观、整洁

C. 保持患者清洁舒适

D. 做好术前准备

E. 进行卫生宣教

A3/A4 型题

答 题 说 明

以下提供若干个案例，每个案例有若干个考题。请根据各考题题干所提供的信息，在每题下面的 A、B、C、D、E 五个备选答案中选择一个最佳答案。

（101~103 题共用题干）

患者，男，36 岁。因车祸致右颞部外伤，伴局部头皮裂伤，当即昏迷，约 10 分钟后清醒，患者感剧烈头痛，频繁呕吐。入院 7 小时后发现神志不清，右侧瞳孔散大，左侧肢体偏。

101. 根据病史及症状，护士可初步考虑该患者为

A. 颅底骨折

B. 脑震荡

C. 硬脑膜外血肿

D. 硬脑膜下血肿

E. 脑内血肿

102. 该患者目前的护理诊断不包括

A. 皮肤完整性受损

B. 清理呼吸道无效

C. 营养失调，低于机体需要量

D. 体温过低

E. 潜在并发症，颅内压增高

103. 不适当的辅助检查是

A. 颅脑 X 线摄片

B. CT 检查

C. 腰椎穿刺

D. MRI 检查

E. 脑超声检查

（104～105 题共用题干）

患者，男，24 岁。因畏寒、发热、食欲缺乏、恶心、呕吐、乏力就诊。以甲型病毒性肝炎收入院治疗。

104. 对该患者宜采用的隔离方法是

A. 不需隔离，注意手卫生

B. 血液与体液隔离

C. 呼吸道隔离

D. 昆虫媒介传染隔离

E. 消化道隔离

105. 采取的隔离措施中，不正确的是

A. 不同病种患者应分室居住

B. 探视患者时须穿隔离衣

C. 病室应设置蚊帐、灭蝇器等防蝇设备

D. 不同病种的患者间允许借阅书报

E. 不同病种患者的食品不能混食

（106～107 题共用题干）

患者，女，46 岁。输血数分钟后，出现头部胀痛、四肢麻木、腰背部剧痛、胸闷气促，尿液呈酱油色。

106. 患者发生的问题是

A. 呼吸道过敏

B. 发热反应

C. 枸橼酸钠中毒

D. 溶血反应

E. 急性肾衰竭

107. 护士应立即采取的措施是

A. 采取治疗溶血的措施

B. 马上和医生联系

C. 停止输血

D. 仔细观察病情

E. 碱化尿液

（108～111 题共用题干）

患者，女，24 岁。未婚。停经 54 天，阴道少量流血 1 天，左下腹闷痛 1 天，今晨加强。询问病史既往月经规则，有男朋友及性生活史。B 超显示宫腔内未见胚囊、胎心，左侧宫旁出现低回声区并探及胚芽。

108. 采取的治疗原则正确的是

A. 尽可能做保留输卵管的保守性手术

B. 用中医中药活血化瘀、止血消炎法

C. 做卵巢部分切除术和卵巢重建术

D. 立即行全输卵管切除术以防止休克

E. 立即用氨甲蝶呤进行化学药物治疗

109. 若已经决定进行保守手术，其护理措施为

A. 绝对卧床休息，取半卧位

B. 做好准备立即输血

C. 使用镇静或镇痛药

D. 要重视患者的主诉

E. 每日测生命体征（体温、脉搏、呼吸和血压）2 次

110. 后因患者本人及家属坚持先采取非手术治疗，以下选项中不必要的护理措施为
A. 嘱避免增加腹内压并保持排便通畅
B. 密切观察生命体征和腹痛情况
C. 嘱绝对卧床并协助日常生活护理
D. 告知若病情变化需随时手术治疗
E. 每日测体温、脉搏、呼吸和血压2次

111. 在治疗期间该患者突感左下腹痛加剧，责任护士首先要做的是
A. 配合医生做后穹隆穿刺的一系列准备
B. 立刻检测患者脉搏与血压并报告医生
C. 嘱绝对卧床并协助她的日常生活护理
D. 向患者及家属通报病情并加以解释
E. 做好心理护理消除患者的恐惧感

（112~113 题共用题干）

患者，女，50 岁。诊断为乳腺癌。得知病情后，患者情绪低落，失眠，不愿与家属交流。

112. 护士在向患者了解病情前，主动询问："您昨晚睡得好吗？今天感觉怎么样？"护士在与患者沟通时所采用的开场方式是
A. 夸赞式
B. 分析式
C. 关心式
D. 开放式
E. 问候式

113. 当护士与患者谈论到疾病感受时，患者无法诉说并开始哭泣，此时护士应采用的最佳语言沟通技巧是
A. 幽默
B. 小结
C. 核实
D. 沉默
E. 追问

（114~115 题共用题干）

患者，女，45 岁。经量增多，经期延长2年，头晕、乏力2个月。妇科检查：子宫呈不规则增大，如妊娠3个月大小，表面结节状突起，质硬。

114. 首先考虑该患者的诊断是
A. 宫颈癌
B. 子宫内膜癌
C. 侵蚀性葡萄胎
D. 子宫肌瘤
E. 绒毛膜癌

115. 为患者实施的护理措施不包括
A. 酌情予以输血和补液
B. 帮助患者及家属正确认识疾病
C. 补充营养和含铁高的食物
D. 口服补血制剂
E. 嘱患者绝对卧床休息

（116~117 题共用题干）

患者，女，33 岁。上腹痛已1天，能忍受，但今中午进食后疼痛剧烈，伴有呕吐，吐后疼痛不缓解，疑为急性胰腺炎。

116. 处理不当可能会导致
A. 感染
B. 胰瘘
C. 大出血
D. 急性出血坏死性胰腺炎
E. 多器官功能障碍综合征（MODS）

117. 抑制胰腺分泌作用最强的药物是
A. 阿托品
B. 西咪替丁

C. 生长抑素

D. 环丙沙星

E. 山莨菪碱

（118~120 题共用题干）

患者，男，32 岁。因发热、恶心、食欲缺乏伴尿黄、明显乏力 7 天入院，患者主诉症状出现前无明确诱因。查体：巩膜、皮肤中度黄染；肝下缘于肋下 2cm 触及，质软有触痛；脾未触及。实验室检查示谷丙转氨酶（GPT）832U/L，总胆红素 70μmol/L。

118. 该患者最可能患的疾病是

A. 急性黄疸性肝炎

B. 慢性肝炎

C. 淤胆型肝炎

D. 急性重型肝炎

E. 慢性重型肝炎

119. 进一步诊断所需的检查不包括

A. 腹部增强 CT 检查

B. 血清谷草转氨酶（GOT）测定

C. 甲型肝炎病毒免疫球蛋白 M 检测

D. 乙型肝炎病毒标志物检测

E. 腹部 B 超检查

120. 确诊最可靠的检查项目是

A. 乙型肝炎病毒抗体 IgM

B. 甲型肝炎病毒抗体 IgM

C. 甲型肝炎病毒抗体 IgG

D. 丁型肝炎病毒抗体

E. 戊型肝炎病毒抗体

参考答案

第一单元　专业实务

1. C　2. C　3. A　4. A　5. B　6. D
7. E　8. E　9. E　10. C　11. B　12. C
13. C　14. E　15. C　16. D　17. B
18. D　19. D　20. C　21. C　22. E
23. E　24. C　25. A　26. D　27. B
28. C　29. C　30. D　31. E　32. B
33. D　34. D　35. E　36. A　37. E
38. D　39. C　40. A　41. B　42. E
43. D　44. A　45. D　46. B　47. C
48. B　49. A　50. A　51. E　52. D
53. C　54. C　55. B　56. C　57. C
58. A　59. A　60. E　61. B　62. C
63. C　64. E　65. C　66. A　67. E
68. D　69. A　70. C　71. B　72. E
73. D　74. D　75. A　76. B　77. D
78. B　79. E　80. C　81. C　82. B
83. B　84. B　85. E　86. D　87. A
88. A　89. C　90. A　91. C　92. E
93. D　94. C　95. C　96. A　97. E
98. E　99. A　100. C　101. C　102. D
103. C　104. E　105. D　106. D　107. C
108. A　109. D　110. E　111. B　112. E
113. D　114. D　115. E　116. D　117. C
118. A　119. A　120. B

解　析

扫码查看
相关内容

参考答案

解析

协和护考

全国护士执业资格考试
优选卷（四）

第二单元　实践能力

中国协和医科大学出版社
北　京

第二单元
实 践 能 力

A1/A2 型题

答 题 说 明

以下每一道考题下面有 A、B、C、D、E 五个备选答案。请从中选择一个最佳答案。

1. 关于协调性子宫收缩乏力，下列描述正确的是
   A. 子宫收缩有正常节律性、极性及对称性，仅收缩力弱
   B. 产妇自觉持续性腹痛，无间歇
   C. 容易发生胎儿窘迫
   D. 不宜静脉滴注缩宫素
   E. 潜伏期宜使用哌替啶
2. 乳腺癌最常见的发生部位是
   A. 乳头及乳晕区
   B. 乳房外上象限
   C. 乳房外下象限
   D. 乳房内上象限
   E. 乳房内下象限
3. 对行纤维支气管镜检查的患者，护士采取的护理措施不包括
   A. 术前 4 小时禁食、禁饮
   B. 检查 2 小时后，进温凉流质或半流质饮食
   C. 患者常取平卧位
   D. 检查时观察面色、呼吸、脉搏
   E. 检查后立即用复方硼砂溶液漱口
4. 护士为一氧化碳中毒的患者实施氧疗，最佳方法是
   A. 持续高流量给氧
   B. 间歇低流量给氧
   C. 高压氧治疗
   D. 间断高流量给氧
   E. 经 20%~30%乙醇湿化后给氧
5. 心源性水肿先出现在身体下垂部位，一般患者易出现在双下肢，其主要原因是
   A. 有效循环血容量增多
   B. 毛细血管血压增高
   C. 组织液静水压降低
   D. 组织液胶体渗透压升高
   E. 静脉压降低
6. 患者，男，45 岁。春季反复呼吸困难、咳嗽伴喘息 5 年。实验室检查：嗜酸性粒细胞增多，血清 IgE 增高。患者最可能的问题是
   A. 过敏性肺炎
   B. 支气管哮喘
   C. 慢性支气管炎
   D. 风湿性心脏病
   E. 支气管扩张症
7. 对于急腹症患者，如果诊断不明确，治疗时禁用泻药，其主要原因是
   A. 易致血压下降

B. 以免掩盖病情，延误诊断

C. 易致感染扩散

D. 以防腹内脏器破裂或穿孔

E. 易致水、电解质紊乱

8. 患儿，女，5岁。诊断为化脓性脑膜炎，经细菌培养确定为脑膜炎奈瑟菌感染。此时应首选的抗生素是

A. 青霉素

B. 阿奇霉素

C. 罗红霉素

D. 四环素

E. 红霉素

9. 患者，男，65岁。急性心肌梗死合并急性肺水肿，下列哪项护理措施不宜选用

A. 限制水、钠盐的摄入

B. 半卧位

C. 两腿下垂

D. 控制输液速度

E. 应用洋地黄

10. 患者，男，38岁。患感染性心内膜炎。患者住院期间突然出现失语、吞咽困难、瞳孔大小不等，神志不清。最可能出现的并发症是

A. 脑栓塞

B. 肾栓塞

C. 肺栓塞

D. 脾栓塞

E. 肝栓塞

11. 患儿，女，3岁。诊断为法洛四联症。突然脑缺氧发作，护士应立即采取的措施是

A. 冰帽降温

B. 注射毛花苷C

C. 注射呋塞米

D. 置患儿于膝胸卧位

E. 吸氧、半卧位

12. 患者，男，75岁。因脑梗死入院。护士交接班时发现患者肩胛部及骶尾部皮肤各有一2.5cm×3.0cm大小的发红、触痛的压疮，判断该压疮属于

A. 淤血红润期

B. 淤血浸润期

C. 浅度溃疡期

D. 深度溃疡期

E. 坏死溃疡期

13. 患者，男，35岁。诊断患有甲状腺功能亢进症。应用甲巯咪唑治疗1个月后症状好转，但甲状腺肿与突眼加重。此时应采取的适宜治疗措施是

A. 加大甲巯咪唑剂量

B. 停用甲巯咪唑

C. 改用碘剂治疗

D. 加用小剂量甲状腺素片

E. 改用手术治疗

14. 下列哪项不是肾前性急性肾衰竭的诱因

A. 大量利尿

B. 心力衰竭

C. 大量失血

D. 双侧输尿管结石

E. 脱水

15. 患者，女，57岁。患白血病2年。患者突然出现头痛、头晕、视物模糊、呼吸急促，来院急诊。判断该患者可能发生的并发症是

A. 蛛网膜下腔出血

B. 脑膜炎

C. 颅内出血

D. 脑梗死

E. 高血压脑病

16. 流行性乙型脑炎的主要致死原因是

A. 心力衰竭

B. 呼吸衰竭

C. 惊厥
D. 休克
E. 高热

17. 患者血压 200/100mmHg，血肌酐 125μmol/L，有脑卒中家族史。该患者的血压水平为
A. 1 级高血压
B. 2 级高血压
C. 3 级高血压
D. 单纯收缩期高血压
E. 正常高值

18. 患者，男，30 岁。近 2 个月来腰部有隐痛、钝痛。今天上午 7 时患者突然发作阵发性刀割样疼痛，辗转不安，呻吟呼痛，面色苍白，镜下可见血尿，应考虑为
A. 肾结石、肾绞痛
B. 阑尾炎
C. 肠扭转
D. 胆囊炎
E. 肾肿瘤

19. 患者，男，71 岁。患高血压 18 年，服药不规律，无明显症状时常自行停药，血压 165/100mmHg。今晨因心前区持续疼痛、出冷汗伴恶心、呕吐 2 小时来院急诊，心电图检查确诊为急性前间壁心肌梗死。该患者吸氧的主要目的是
A. 改善心肌缺氧，减轻疼痛
B. 预防心源性休克
C. 降低血压
D. 防止肺栓塞
E. 改善呼吸功能

20. 慢性肺源性心脏病患者右心衰竭时，首选的治疗措施为
A. 用利尿药降低心脏前负荷
B. 用洋地黄类药物增强心脏泵血功能
C. 用血管扩张药降低右心前后负荷
D. 控制呼吸道感染，改善呼吸功能，纠正缺氧和二氧化碳潴留
E. 气管插管机械通气

21. 枕先露时，胎心音听诊最清楚的部位是图中的

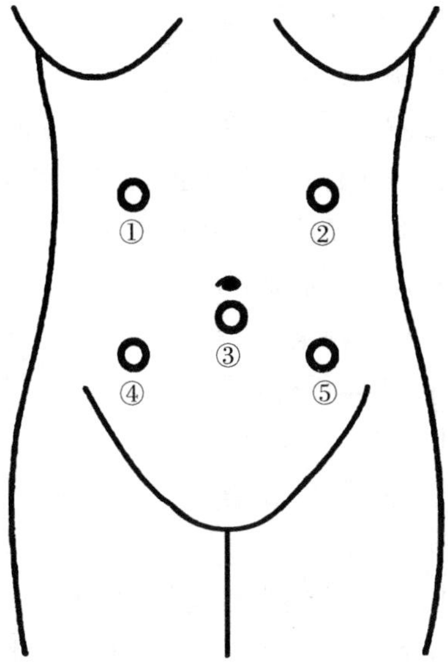

A. ①②
B. ④⑤
C. ①④
D. ②⑤
E. ③

22. 关于麻疹的流行病学，下列描述正确的是
A. 患者是唯一的传染源
B. 以消化道传播为主
C. 病后可获暂时性免疫力
D. 发病以夏季为主
E. 恢复期患者存在携带病毒现象

23. 毛细血管搏动征阳性提示
A. 严重贫血

B. 右心衰竭
C. 主动脉瓣关闭不全
D. 肝大
E. 缩窄性心包炎

24. 缩窄性心包炎最早出现的症状是
A. 劳力性呼吸困难
B. 夜间阵发性呼吸困难
C. 端坐呼吸
D. 呼气性呼吸困难
E. 胸痛

25. 患者，男，72 岁。在家洗澡时不慎滑倒，致右股骨颈骨折入院，给予患肢持续牵引复位。患者情绪紧张，主诉患肢疼痛，评估患者后，护士应首先解决的健康问题是
A. 躯体移动障碍
B. 焦虑
C. 生活自理缺陷
D. 疼痛
E. 有皮肤完整性受损的危险

26. 患者，女，48 岁。未婚。左侧乳房出现无痛性肿块，边界不清，质地坚硬，直径为 4cm，同侧腋窝 2 个淋巴结肿大，无粘连，诊断为乳腺癌，需手术治疗。此患者术前备皮范围是
A. 胸部，同侧腋下及颈部
B. 胸部，同侧腋下
C. 胸部，同侧腋下及上臂
D. 胸部，上臂
E. 胸部，双侧腋下

27. 下列不是子宫脱垂患者临床特点的是
A. 自觉外阴有块状物脱出
B. 尿潴留，常伴有张力性尿失禁
C. 腰骶部酸痛和下坠感
D. 常伴有月经失调
E. 不影响妊娠，可经阴道分娩

28. 初产妇，产程延长行产钳助产，胎儿娩出后阴道持续不断流血，色鲜红。检查：胎盘完整，子宫底脐下 2 指、质硬，阴道不断有鲜红色血流出，有凝血块。首要的措施是
A. 补充血容量
B. 检查软产道
C. 注射促凝血药
D. 记录出血情况
E. 静脉滴注缩宫素

29. 患者，女，48 岁。入院后出现失眠，以下哪项不是护士采取的措施
A. 协助患者进行自我放松
B. 不因自身工作影响患者休息
C. 创造良好的睡眠环境
D. 给予心理支持，缓解患者焦虑
E. 满足患者的一切要求

30. 患者，女，29 岁。产后 3 个月，哺乳，未转经，要求避孕。妇科检查：宫颈光滑，子宫正常大小，无压痛，两侧附件阴性。不宜选用的方法是
A. 宫内节育器
B. 口服避孕药
C. 阴茎套
D. 安全期避孕
E. 女用避孕套

31. 下列不是卵巢肿瘤并发症的是
A. 破裂
B. 蒂扭转
C. 感染
D. 恶变
E. 红色变性

32. 患者，女，25 岁。经过装修工地后出现干咳、气急、胸闷、呼吸困难。经治疗后好转。对该患者的健康教育内容，不正确的是

A. 调整环境
B. 适当锻炼
C. 注意饮食
D. 饲养宠物
E. 免疫治疗

33. 心肺复苏后的处理措施不包括
A. 维持有效的循环和呼吸功能
B. 维持水、电解质和酸碱平衡
C. 防治脑缺氧和脑水肿
D. 做好心理护理，减轻患者的恐惧心理
E. 由家属代为陪护，满足患者的情感需求

34. 患儿，男，13 岁。因经常鼻出血就诊，诊断为原发免疫性血小板减少症。护士对患儿的鼻出血进行防治指导，下列哪项不正确
A. 局部冷敷
B. 嘱患者将鼻腔内的积血抠出
C. 局部压迫
D. 用棉签蘸液状石蜡或抗生素软膏涂擦干燥鼻腔
E. 出血量大时用棉球或吸收性明胶海绵填塞鼻腔

35. 最常引起急性肺水肿的风湿性心脏瓣膜病类型是
A. 二尖瓣狭窄
B. 二尖瓣关闭不全
C. 主动脉瓣狭窄
D. 主动脉瓣关闭不全
E. 三尖瓣狭窄

36. 女婴，出生 5 天。近日来巩膜、皮肤黄染明显。查体：体温 36.8℃，脉搏 132 次/分，呼吸 24 次/分，精神好，会吸奶，大小便正常。查血清胆红素为 185μmol/L。家长咨询其黄疸的原因，护士的解释是
A. 胆道闭锁
B. 新生儿脐炎
C. 新生儿肝炎
D. 新生儿败血症
E. 生理性黄疸

37. 患儿，4 岁。先天性心脏病并发急性心力衰竭急诊入院，经急诊处理后情况基本稳定，欲转往儿科病房行进一步治疗。护士为其在转运途中采取的最合适的供氧装置是
A. 氧气筒
B. 氧气枕
C. 中心管道
D. 人工呼吸机
E. 简易呼吸器

38. 呼吸衰竭患者最早、最突出的表现是
A. 发绀
B. 呼吸困难
C. 心率加快
D. 血压下降
E. 肝肾功能损害

39. 对于既有发热和出血征象，又伴有肝脾大的患者，为明确血液病诊断，最有鉴别价值的实验室检查方法是
A. 肝功能检查
B. B 超检查
C. CT 检查
D. 骨髓检查
E. 胸部 X 线检查

40. 患者，女，45 岁。近日体检发现血压 160/96mmHg，自诉工作紧张时有头痛、失眠等不适。对该患者的健康指导是
A. 尽早应用抗高血压药
B. 卧床休息，不宜活动
C. 身心休息为主

D. 应用药物为主，休息为辅

E. 无须监测血压

41. 初产妇，妊娠 38 周。产程进展 15 小时，宫口开大 4cm，给予静脉滴注缩宫素后，产妇出现烦躁不安，呼吸、心率加快，子宫收缩持续不缓解，子宫压痛明显，胎心音听不清。腹部观如图所示，应考虑为

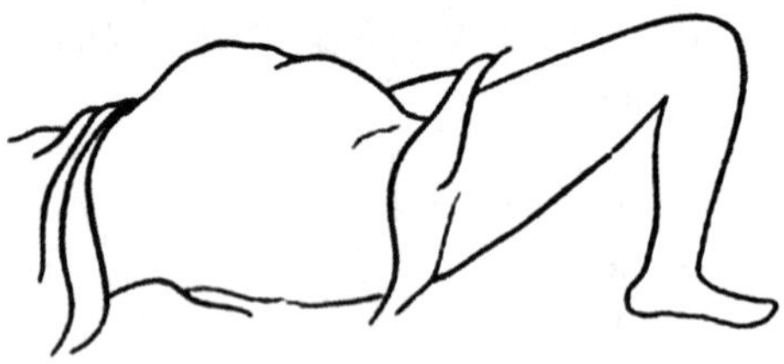

A. 前置胎盘

B. 胎盘早剥

C. 子宫痉挛性狭窄环

D. 先兆子宫破裂

E. 协调性子宫收缩过强

42. 患者，女，26 岁。系统性红斑狼疮病史 2 年。近日体温升高，关节红肿有压痛，出现面部红斑、蛋白尿而入院治疗。下列处理哪项不妥

A. 维持激素治疗

B. 安排在背阳的病室

C. 加强肢体锻炼

D. 慎用阿司匹林

E. 经常用清水洗脸

43. 急性水肿性胰腺炎最基本的治疗方法是

A. 手术治疗

B. 应用抑肽酶

C. 应用抗生素

D. 禁食

E. 静脉输液

44. 中度低氧血症患者的动脉血氧分压低于

A. 30mmHg

B. 40mmHg

C. 70mmHg

D. 90mmHg

E. 100mmHg

45. 患者，男，40 岁。急性心肌梗死合并急性肺水肿，住院期间突发心搏骤停，护士在抢救中纠正代谢性酸中毒的首选药物是

A. 盐酸肾上腺素

B. 碳酸氢钠

C. 低分子右旋糖酐

D. 复方氯化钠

E. 10%葡萄糖

46. 患者，男，32 岁。在农田劳作时不慎将农药倒在衣服上，农药透过衣服被皮肤黏膜吸收而发生有机磷农药中毒，送入医院治疗。护士在健康教育中应指导患者在发生该情况时应立即

A. 脱离现场，脱去污染的衣服

B. 用热水擦洗皮肤

C. 用乙醇擦洗皮肤

D. 用肥皂水清洗污染的衣服

E. 马上去医院

47. 患者，男，32 岁。门诊拟诊亚急性感染性心内膜炎收入院。住院第 1 天，护士为患者采集血标本，下列哪种方法正确

A. 每间隔 1 小时采血 1 次，共 3 次

B. 每间隔 3 小时采血 1 次，共 3 次

C. 只能在夜间采血，每间隔 1 小时采血 1 次，共 3 次

D. 在早、中、晚餐前采血 3 次

E. 可在任意时间采血 3 次

48. 患者，男，67 岁。食管癌术后 3 日，咳嗽无力，出现呼吸浅快、发绀、呼吸音减弱等症状，应首先采取的措施是

A. 高流量给氧
B. 支气管镜吸痰
C. 气管内插管
D. 气管切开术
E. 鼻导管深部吸痰

49. 孕妇，25 岁。孕 24 周，近日来子宫急剧增大，孕妇自觉呼吸费力、不能平卧。查体：口周发绀，下肢水肿。经辅助检查排除胎儿畸形。此时最佳的处理是
A. 及时终止妊娠
B. 人工破膜引产
C. 经腹腔穿刺放羊水
D. 控制饮食和水分
E. 单纯利尿消肿

50. 患儿，男。血清胆红素 225μmol/L，出生后 8 小时内出现黄疸。需采取如图所示的操作，该操作应注意的事项不包括

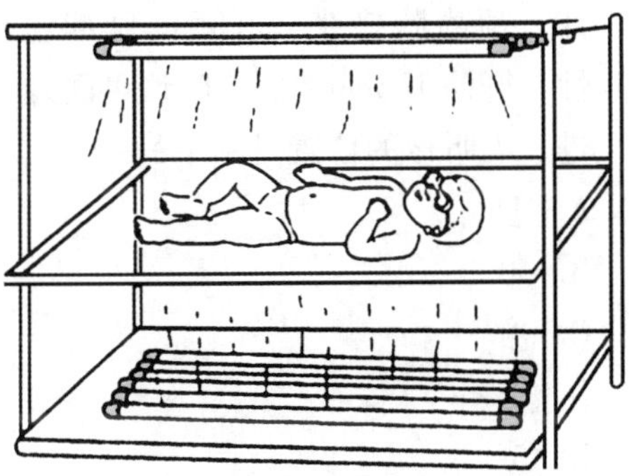

A. 半小时更换一次体位
B. 体温保持在 36.5~37.2℃
C. 使患儿皮肤均匀受照
D. 患儿全身暴露，用尿布遮盖会阴部，男婴注意保护阴囊
E. 戴遮光眼罩

51. 孕妇，25 岁。孕 1 产 0，早孕有呕吐，较重。现孕 8 周，皮肤黏膜苍白，毛发干燥无光泽，活动无力，易头晕。实验室检查：血红蛋白 70g/L，血细胞比容 0.15，血清铁 5.2μmol/L。下列孕期健康宣教内容，错误的是
A. 重点监测胎心率变化
B. 如果服用铁剂时胃肠道反应较轻，则不需同服维生素 C
C. 应列为高危妊娠，加强母儿监护
D. 重点评估胎儿生长发育状况
E. 给予心理支持，减少心理应激

52. 患者，男，46 岁。因急性脑出血入院，护士在巡视时发现，患者出现一侧瞳孔散大，呼吸不规则，此时患者有可能出现的并发症是
A. 动眼神经损害
B. 消化道出血
C. 癫痫发作
D. 脑疝
E. 呼吸衰竭

53. 患者，女，30 岁。诊断为系统性红斑狼疮，面部有蝶形红斑，面部水肿。实验室检查：红细胞沉降率 65mm/h，尿蛋白（+++），抗核抗体（+），抗酸性核蛋白抗体（抗 Sm 抗体）（+），血常规正常。针对患者病情，目前护士应告知患者重点注意
A. 肾功能变化，定期复查
B. 有无消化道出血
C. 体温变化
D. 血红蛋白变化
E. 血白细胞变化

54. 患者，女，52 岁。被飞速行驶的摩托车撞倒后伤及头部半小时入院。患者目前意识不清、喷射性呕吐。查体：双侧瞳孔等大等圆，血压 185/110mmHg。急诊开颅行颅内血肿清除术及碎骨片清除术，留置引流管后回病房。术后引流管

护理正确的措施是
A. 引流管脱出应重新插入
B. 引流管阻塞可用生理盐水冲洗
C. 搬动患者时无须夹闭引流管
D. 引流管开口高于侧脑室平面 10~15cm
E. 术后早期放低引流袋

55. 患儿，女，出生后 30 分钟。诊断为新生儿窒息，护士为患儿进行胸外心脏按压时的频率应为
A. 60 次/分
B. 80 次/分
C. 90 次/分
D. 100 次/分
E. 140 次/分

56. 患者，男，42 岁。6 小时前负重物时，发生右侧斜疝嵌顿。下列临床表现中说明疝内容物已发生缺血坏死，应做好急诊手术前准备的是
A. 疝块增大，不能回纳
B. 局部有剧烈疼痛
C. 全腹压痛、肌紧张
D. 疝块有触痛
E. 阵发性腹痛伴呕吐

57. 患者，男，40 岁。下肢骨折经石膏固定 1 小时后，患者诉伤肢远端疼痛，护士发现足趾颜色发紫。此时护士应立即
A. 报告医生
B. 继续观察
C. 使用镇痛药
D. 局部按摩
E. 局部垫海绵垫

58. 患者，女，61 岁。咳嗽、咳痰 15 年。近 1 年来劳动时出现气促，偶有踝部水肿，诊断为慢性支气管炎合并慢性阻塞性肺气肿。若该患者病情反复发作，且肺动脉瓣听诊区第二心音（P_2）亢进，则提示该患者有
A. 右心衰竭
B. 左心衰竭
C. 肺动脉高压
D. 二尖瓣狭窄
E. 主动脉瓣关闭不全

59. 三度房室传导阻滞的心电图表现不包括
A. 心室率可在 40 次/分以下
B. P 波与 QRS 波无关
C. R 波频率>P 波频率
D. PP 间期相等
E. QRS 波群形态取决于阻滞部位

60. 患者，男，65 岁。咳嗽、咳痰 12 年。诊断为慢性支气管炎合并慢性阻塞性肺气肿。近 2 年来日常活动出现明显气促。3 天前因受凉“感冒”入院。入院后查体：患者明显发绀，皮肤潮红多汗，颈静脉怒张、肝颈静脉回流征阳性，肝肋下 3cm，心脏听诊可闻及 P_2亢进。P_2听诊的位置是图中的
A. ①
B. ②
C. ③
D. ④
E. ⑤

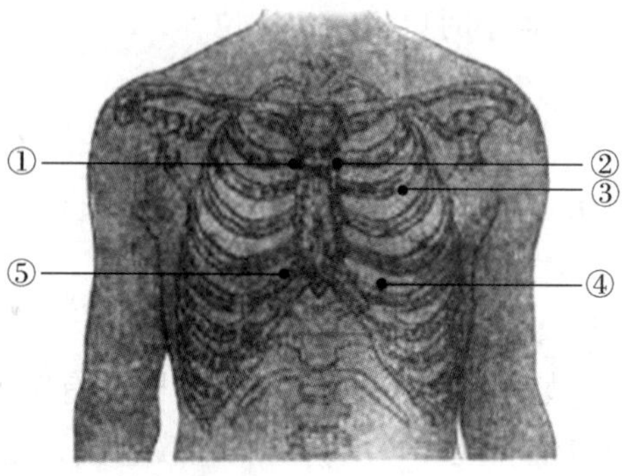

61. 高碳酸血症型呼吸衰竭的患者在使用人工呼吸机时，出现下列何种情况时应考虑患者是通气过度
A. 皮肤潮红、出汗
B. 患者可出现烦躁不安
C. 呼吸深大
D. 呼吸性酸中毒
E. 呼吸性碱中毒

62. 患者，女，40 岁。慢性肾小球肾炎病史 5 年余。目前明显水肿，血压正常，血肌酐正常，尿少，尿蛋白（+++）。目前其主要护理诊断为
A. 营养失调，低于机体需要量
B. 有感染的危险
C. 生活自理缺陷
D. 体液过多
E. 知识缺乏

63. 患者，男，55 岁。患急性淋巴细胞白血病，医嘱静脉推注长春新碱，护理措施错误的是
A. 静脉推注时边抽回血边注药
B. 外周静脉应选择粗直的
C. 首选中心静脉
D. 推注药物前，先用生理盐水冲管，确定针头在静脉内方能注入
E. 静脉推注时若发现外渗，立即拔针

64. 下列用于治疗轻型、中型溃疡性结肠炎的首选药物是
A. 糖皮质激素
B. 免疫抑制药
C. 氨基水杨酸制剂
D. 氯霉素
E. 止泻药

65. 患儿，6 月龄。腹泻 3 天，每天 8 次，眼眶明显凹陷，尿量明显减少。其脱水程度为
A. 极轻度脱水
B. 轻度脱水
C. 中度脱水
D. 重度脱水
E. 极重度脱水

66. 维生素 D 缺乏性佝偻病肋骨串珠最明显的是
A. 1~3 肋
B. 4~7 肋
C. 5~6 肋
D. 7~10 肋
E. 10~12 肋

67. 患者，男，60 岁。退休前是某单位的高管，退休后不能适应现在的生活，患抑郁症。护士对其进行健康教育时，患者表示没有兴趣，此时护士的最佳回应是
A. 如果您不想听，我陪您坐一会儿吧
B. 你现在需要多和人交流，否则病情无法减轻
C. 认真听我说的话，听完病情就会减轻
D. 你必须听，配合我完成自己的工作
E. 不想听也行，我把宣传材料放在这里，您一会自己看吧

68. 患者，男，45 岁。胸部外伤。查体：伤侧肋间饱满、呼吸减弱，气管向健侧移位，伤侧上胸鼓音、下胸浊音，听诊伤侧呼吸音消失。应考虑
A. 血胸
B. 气胸
C. 血气胸
D. 脓胸
E. 脓气胸

69. 硫酸镁治疗妊娠高血压的药理作用是
A. 降压

B. 解痉
C. 利尿
D. 镇静
E. 扩容

70. 患者，男，58 岁。因肝癌晚期入院。患者出现烦躁不安、躁动，为保证患者安全，最重要的护理措施是
A. 用牙垫放于上下臼齿之间
B. 加床档，用约束带保护患者
C. 室内光线宜暗
D. 护理动作要轻
E. 减少外界刺激

71. 阴道灌洗可适用的情况是
A. 慢性宫颈炎阴道局部治疗
B. 月经期
C. 产褥期
D. 物理治疗术后阴道出血者
E. 未婚女子

72. 患者，男，30 岁。反复发作性胸闷、呼吸困难 2 年。2 天前受凉后咳嗽，咳少量脓痰，呼吸困难并进行性加重。查体：双肺广泛哮鸣音，肺底部少许湿啰音。该患者治疗首选的药物是
A. 糖皮质激素
B. β_2 受体激动药
C. 氨茶碱
D. 抗生素
E. 抗胆碱药

73. 患者，女，57 岁。肝性脑病，意识障碍，护士为其进行口腔护理，可不必准备的用物是
A. 吸痰管
B. 生理盐水
C. 开口器
D. 吸水管
E. 一次性棉签

74. 患者，男，60 岁。有慢性支气管炎、阻塞性肺气肿病史 10 余年，近 3 年来反复双下肢水肿，此次病情加重，口唇发绀，神志恍惚，双下肺闻及湿啰音，心率 120 次/分。为确定该患者有无呼吸衰竭，下列哪项检查最有意义
A. 动脉血气分析
B. 发绀
C. 神志变化
D. 心律失常
E. 呼吸困难

75. 患儿，女，1 岁。消瘦，哭闹时青紫，平静后青紫消失。查体：胸骨左缘 2~3 肋间可闻及收缩期杂音，肺动脉瓣听诊区第二心音亢进，并固定分裂。该患儿最有可能的诊断是
A. 室间隔缺损
B. 房间隔缺损
C. 动脉导管未闭
D. 法洛四联症
E. 主动脉狭窄

76. 患者，女，26 岁。烧伤后 4 周，护士判断其此时的烧伤临床分期是
A. 急性体液渗出期
B. 休克期
C. 感染期
D. 创面修复期
E. 肉芽增生期

77. 患者，男，65 岁。心绞痛住院治疗期间，护士发现其突然意识消失，喘息样呼吸，颈动脉搏动消失。此时首要的急救措施是
A. 心内注射肾上腺素
B. 给予呼吸兴奋药洛贝林
C. 通知医生
D. 立即进行心肺复苏

E. 静脉推注阿托品

78. 小儿惊厥是儿科常见的急症，其发生率是成人的
A. 5~7倍
B. 8~10倍
C. 10~15倍
D. 15~18倍
E. 20倍

79. 患儿，5岁。因吃不洁食物后突起高热、抽搐、昏迷收入院，确诊为中毒性细菌性痢疾，其护理要点不包括
A. 观察生命体征
B. 用药前做大便培养
C. 防止肛门和直肠脱垂
D. 记录大便次数、性状
E. 做好抢救的准备

80. 孕妇，25岁。妊娠31周，臀先露，护士指导其矫正胎位正确的体位是
A. 膝胸卧位
B. 自由体位
C. 右侧卧位
D. 膀胱截石位
E. 头低足高位

81. 患者，女，66岁。高血压病史10年。入院时测得血压为188/115mmHg，经治疗血压稍下降，但时有波动，患者紧张焦虑。以下护理中不妥的是
A. 定时监测血压变化
B. 如血压值偏高应与其基础血压对照后做解释
C. 如实告知患者测量结果，使其提高警惕
D. 向患者讲解治疗原则，给予健康指导
E. 给予心理护理

82. 患者，女，40岁。乙型病毒性肝炎15年，肝硬化5年入院。护士在进行入院评估时，患者自诉“皮肤特别痒，睡觉的时候会把皮肤挠破”。分析导致患者皮肤瘙痒的原因可能是
A. 转氨酶增高
B. 慢性肾功能不全
C. 药物过敏
D. 胆红素增高
E. 血浆白蛋白降低

83. 患者，女，60岁。宫颈癌根治术后2年出现外阴反复瘙痒，时有潮热。查体：阴道黏膜萎缩，皱襞消失，分泌物呈水性，无异味。阴道残端涂片提示炎症。最可能的诊断是
A. 宫颈残端癌
B. 萎缩性阴道炎
C. 念珠菌阴道炎
D. 滴虫阴道炎
E. 细菌性阴道炎

84. 孕妇，25岁。妊娠39^{+2}周，晨6时自觉阴道流出大量稀水样液体，遂于10时入院，护士采取的正确护理措施是
A. 嘱患者半卧位
B. 陪患者步行去病房
C. 患者取头低足高位，以平车送往病房
D. 患者取头高足低位，以平车送往病房
E. 嘱患者沐浴后，平车送病房

85. 肛门停止排便排气提示有
A. 急性完全性肠梗阻
B. 结肠癌
C. 肠麻痹
D. 急性腹膜炎
E. 肠套叠

86. 患者，男，65岁。肝硬化，门体静脉分

流术后 1 年。患者出现腹水，食欲缺乏。针对病因采取的最佳治疗措施是
A. 静脉输注白蛋白
B. 卧床休息，减少探视
C. 高蛋白饮食
D. 低盐饮食
E. 静脉输注支链氨基酸

87. 患者，男，52 岁。肾癌行肾部分切除术后 2 天。护士告知患者要绝对卧床休息，其主要目的是
A. 防止出血
B. 防止感染
C. 防止肿瘤扩散
D. 防止静脉血栓形成
E. 有利于肾功能恢复

88. 患儿，男，5 岁。因风湿热入院，无心脏受累。护士指导家长患儿恢复到正常活动量，一般需要
A. 3 个月
B. 1~2 周
C. 2~3 周
D. 1 个月
E. 2 个月

A3/A4 型题

答 题 说 明

以下提供若干个案例，每个案例有若干个考题。请根据各考题题干所提供的信息，在每题下面的 A、B、C、D、E 五个备选答案中选择一个最佳答案。

（89~91 题共用题干）

患者，男，28 岁。自诉突然心悸、胸闷。听诊心率 200 次/分，心律齐，血压正常。

89. 考虑患者最可能的诊断是
A. 窦性心动过速
B. 室上性心动过速
C. 室性心动过缓
D. 心房颤动
E. 心室颤动

90. 可采取的简便有效的措施是
A. 刺激呕吐反射或嘱屏气
B. 静脉推注毛花苷 C
C. 静脉推注去氧肾上腺素
D. 静脉推注利多卡因
E. 口服阿托品

91. 若心电示波监护该患者时，突然出现完全不规则的大波浪状曲线，且 QRS 波与 T 波消失。应采取的措施是
A. 严密观察病情变化
B. 可肌内注射利多卡因
C. 可施行同步电除颤
D. 可施行非同步电除颤
E. 立即做胸外心脏按压和口对口人工呼吸

（92~95 题共用题干）

患者，女，37 岁。反复腹泻、腹痛伴里急后重，粪便呈糊状伴黏液、脓血 1 年余，诊断为溃疡性结肠炎。

92. 下列哪项不是该病可能的病因

A. 感染
B. 遗传
C. 肠道手术
D. 环境因素
E. 免疫因素

93. 近2天来患者腹泻次数增加，每天达10余次。体温39.8℃，脉搏96次/分，呼吸26次/分，血压98/66mmHg，诊断为重型溃疡性结肠炎活动期。下列不符合病情的表现为
A. 黏液脓血便
B. 白细胞计数减少
C. C反应蛋白水平增高
D. 红细胞沉降率增快
E. 结肠镜检见病变黏膜呈弥漫性炎症反应

94. 此时应遵医嘱首选的治疗措施为
A. 青霉素
B. 泼尼松
C. 柳氮磺吡啶
D. 硫唑嘌呤
E. 手术

95. 下列针对该患者的健康教育不恰当的是
A. 急性发作期卧床休息
B. 坚持治疗，不随意停药
C. 食用质软、少纤维食物
D. 服用柳氮磺吡啶期间应定时复查血常规
E. 告知患者只要坚持治疗本病可以完全治愈

(96~99题共用题干)

患者，男，16岁。患有支气管扩张症4年。近日因受凉后，体温38.0℃，咳黄脓痰，伴咯血，每日咯血量约50ml。

96. 判断该患者咯血量为
A. 痰中带血
B. 少量咯血
C. 中等量咯血
D. 大量咯血
E. 不能确定，需进一步评估

97. 护士观察患者病情时，以下哪项不属于观察的重点内容
A. 咯血情况
B. 体温变化
C. 痰液情况
D. 缺氧表现
E. 体重变化

98. 此时患者的饮食原则为
A. 暂禁食
B. 少量温热流质饮食
C. 少量温凉流质饮食
D. 少量温热软食
E. 普通饮食

99. 今晨患者剧烈咳嗽后咯鲜红色血300ml，护士采取的急救措施不妥的是
A. 立即置患者于患侧半卧位
B. 立即清除口腔内血块
C. 立即应用镇静、镇咳药
D. 给予高流量吸氧
E. 做好气管插管或切开的准备

(100~102题共用题干)

患者，女，48岁。吞咽困难3个月，现尚能进半流质饮食。查体：锁骨上未触及肿大淋巴结。

100. 对确诊最具价值的辅助检查是
A. 食管镜
B. 胸部磁共振
C. 食管X线钡剂透视
D. 血常规
E. 腹部B超

101. 患者行部分食管切除术。术后第8天，患者出现呼吸困难、胸腔积液、高热、

血白细胞计数升高。护士应首先考虑出现的并发症是

A. 肺不张

B. 吻合口狭窄

C. 吻合口瘘

D. 乳糜胸

E. 主动脉破裂

102. 下列哪项不是该并发症的处理方法

A. 保证胃肠减压管通畅

B. 常规胸腔闭式引流

C. 加强患者饮食监控

D. 纠正低蛋白血症

E. 立即手术

（103~104 题共用题干）

患者，男，65 岁。跌倒后髋部疼痛，不能站立。查体：左下肢短缩呈外旋畸形，髋部压痛，股骨大转子明显上移。

103. 该患者的诊断首先考虑

A. 股骨粗隆间骨折

B. 骨盆骨折

C. 股骨颈骨折

D. 坐骨骨折

E. 髋臼脱位

104. 该骨折患者容易发生的晚期并发症是

A. 关节僵硬

B. 缺血性骨坏死

C. 脂肪栓塞综合征

D. 缺血性肌挛缩

E. 急性骨萎缩

（105~107 题共用题干）

患者，男，35 岁。2 天前受凉后出现高热、寒战、咳嗽、咳痰，左胸疼痛且随呼吸加重。查体：体温 40℃，脉搏 110 次/分，呼吸 24 次/分，血压 100/65mmHg，左下肺叩诊浊音、语音震颤增强；双肺均可听到中小水泡音，左肺较明显。考虑为肺炎链球菌肺炎。

105. 该患者目前主要的护理诊断或医护合作性问题为

A. 疼痛：胸痛

B. 清理呼吸道无效

C. 气体交换受损

D. 体温过高

E. 潜在并发症：感染性休克

106. 该患者宜取的卧位是

A. 端坐卧位

B. 左侧卧位

C. 右侧卧位

D. 平卧位

E. 中凹仰卧位

107. 护士嘱患者卧床休息，并告知其目的是

A. 有利于分泌物的引流

B. 减少咳嗽的发作

C. 减少机体氧耗量

D. 保证患者安全

E. 减少水分丢失

（108~109 题共用题干）

产妇，32 岁。妊娠 38 周，于某日 14：30顺产。于 18：40 患者主诉腹胀、腹痛。视诊：下腹膀胱区隆起。叩诊：耻骨联合上鼓音。

108. 护士判断该产妇存在的健康问题是

A. 分娩后疼痛

B. 体液过多

C. 尿路感染

D. 尿潴留

E. 产褥热

109. 护士采取的正确的护理措施是

A. 坐浴

B. 遵医嘱使用利尿药

C. 给予抗生素口服

D. 帮助产妇排尿

E. 按摩子宫

(110~113 题共用题干)

患儿，女，6 月龄。人工喂养。因腹泻、呕吐 2 天，伴口渴、尿少半天，门诊拟诊“婴儿腹泻伴脱水”收入院。查体：枕秃，脱水征明显，精神萎靡，呼吸深快，口唇樱红。

110. 该患儿呼吸深快，最可能的原因是

A. 休克

B. 败血症

C. 低钾血症

D. 中毒性脑病

E. 代谢性酸中毒

111. 需进一步诊断，下列哪项检查最重要

A. 血常规

B. 尿常规

C. 血生化

D. 粪便常规

E. 粪便细菌培养

112. 患儿在补液过程中出现尿量增多、腹胀、心音低钝、肠鸣音减弱，最可能的原因是

A. 低钠血症

B. 低钙血症

C. 低钾血症

D. 低镁血症

E. 代谢性酸中毒

113. 若需给该患儿补钾，下列哪项不正确

A. 见尿补钾

B. 尽量口服

C. 补钾一般要持续 4~6 天

D. 静脉补钾的浓度不超过 0.3%

E. 必要时可静脉缓慢推注 0.3% 氯化钾

(114~116 题共用题干)

患者，男，70 岁。慢性肝炎 15 年，近半个月来感全身明显乏力、食欲缺乏、腹胀、腹泻遂入院。查体：面色晦暗，体形消瘦，皮肤巩膜中度黄染，腹部膨隆，叩诊有移动性浊音。

114. 护士根据患者腹部出现了移动性浊音这一特点，考虑患者的腹水量已超过

A. 1400ml

B. 1700ml

C. 1900ml

D. 1000ml

E. 1500ml

115. 该患者腹水形成的最主要原因是

A. 门静脉高压

B. 血浆白蛋白升高

C. 肝淋巴液生成减少

D. 肾功能障碍

E. 抗利尿激素减少

116. 该患者饮食上应限制摄入的电解质是

A. 钾

B. 钠

C. 铜

D. 锌

E. 铁

(117~118 题共用题干)

患者，男，28 岁。8 年来站立或腹内压升高时反复出现右腹股沟肿物，平卧安静时肿块明显缩小或消失。10 小时前因提重物而肿块又出现，伴腹痛、呕吐，肛门停止排气和排便。查体示右阴囊红肿，可见一梨状肿块，平卧后肿块不消失。

117. 最有可能的诊断是

A. 嵌顿性腹股沟斜疝

B. 嵌顿性腹股沟直疝

C. 绞窄性股疝

D. 睾丸鞘膜积液

E. 睾丸扭转

118. 腹外疝术后，对患者正确的要求是

A. 24 小时后可床边活动

B. 2 天后可户外散步

C. 半个月后可恢复轻体力工作

D. 不从事体力劳动

E. 3 个月内不宜从事重体力劳动

参考答案

第二单元　实践能力

1. A　2. B　3. E　4. C　5. B　6. B
7. C　8. A　9. E　10. A　11. D　12. A
13. D　14. D　15. C　16. B　17. C
18. A　19. A　20. D　21. B　22. A
23. C　24. A　25. B　26. C　27. D
28. B　29. E　30. B　31. E　32. D
33. E　34. B　35. A　36. E　37. B
38. B　39. D　40. C　41. D　42. C
43. D　44. B　45. B　46. A　47. A
48. E　49. C　50. A　51. B　52. D
53. A　54. D　55. C　56. C　57. A
58. C　59. C　60. B　61. E　62. D
63. E　64. C　65. C　66. D　67. A
68. C　69. B　70. B　71. A　72. B
73. D　74. A　75. B　76. D　77. D
78. C　79. C　80. A　81. C　82. D
83. B　84. C　85. A　86. A　87. A
88. D　89. B　90. A　91. D　92. C
93. B　94. C　95. E　96. B　97. E
98. C　99. C　100. A　101. C　102. E
103. C　104. B　105. D　106. B　107. C
108. D　109. D　110. E　111. C　112. C
113. E　114. D　115. A　116. B　117. A
118. E

解　析

扫码查看
相关内容

协和护考

全国护士执业资格考试
优选卷（五）

第一单元　专业实务

中国协和医科大学出版社
北　京

第一单元
专 业 实 务

A1/A2 型题

答 题 说 明

以下每一道考题下面有 A、B、C、D、E 五个备选答案。请从中选择一个最佳答案。

1. 以下有关精神分裂症的描述，哪项不正确
   A. 一组病因未明的精神疾病
   B. 具有思维、情感、行为等多方面的障碍
   C. 慢性患者可有意识障碍
   D. 多起病于青壮年，常缓慢起病且病程迁延
   E. 一般智力无明显损害
2. 肺结核最主要的传播途径是
   A. 经飞沫传播
   B. 经尘埃传播
   C. 经食物和水传播
   D. 经皮肤接触传播
   E. 经毛巾或餐具传播
3. 夜间阵发性呼吸困难常见于
   A. 胸腔积液
   B. 支气管哮喘
   C. 急性右心功能不全
   D. 急性左心功能不全
   E. 肺气肿
4. 有机磷农药中毒后，导泻禁用的药物是
   A. 山梨醇
   B. 番泻叶
   C. 硫酸镁
   D. 琼脂
   E. 液状石蜡
5. 下列常用于高血压急症时快速降压的是
   A. 舌下含服硝酸甘油
   B. 口服呋塞米
   C. 口服福辛普利
   D. 硝普钠快速静脉滴注
   E. 多巴胺快速静脉滴注
6. 室性心动过速最常见的病因是
   A. 心脏瓣膜病
   B. 冠状动脉粥样硬化性心脏病
   C. 心肌病
   D. 心肌炎
   E. 感染性心内膜炎
7. 服用止咳糖浆的正确方法是
   A. 饭前服，服后立即饮少量水
   B. 饭后服，服后立即饮大量水
   C. 睡前服，服后立即饮少量水
   D. 咳嗽时服，服后立即饮大量水
   E. 在其他药物后服，服后不立即饮水
8. 妊娠 24 周以前胎心音听诊最清楚的部

位是

A. 右下腹

B. 左下腹

C. 脐下正中线处

D. 右上腹

E. 左上腹

9. 氨基糖苷类药物最常见的不良反应是

A. 骨髓抑制

B. 胃肠道反应

C. 肾毒性

D. 肝毒性

E. 药物过敏

10. 能反映其在计划实施前就采取预防措施的控制是

A. 定期控制

B. 间接控制

C. 前馈控制

D. 资金控制

E. 人员控制

11. 做血气分析的血标本应放置于

A. 干燥试管中密封

B. 肝素抗凝注射器中密封

C. 无菌试管中密封

D. 枸橼酸钠试管中密封

E. 草酸钾抗凝试管中密封

12. 控制小儿风湿热复发的首选药物是

A. 罗红霉素

B. 头孢拉定

C. 链霉素

D. 阿司匹林

E. 青霉素

13. 患儿，日龄 4 天。诊断为新生儿寒冷损伤综合征，下列处理措施哪项不妥

A. 供给足够液体和热量

B. 尽量减少肌内注射

C. 应快速复温

D. 积极治疗原发病及并发症

E. 注意有无出血倾向

14. 西沙比利的正确服用方法是

A. 餐前 1 小时

B. 饭后 1 小时

C. 餐前 1~2 小时

D. 每天清晨

E. 餐前 4 小时

15. 患者，女，45 岁。非胰岛素依赖型糖尿病，拟进行胰岛素治疗。护士询问患者“你知道使用胰岛素要注意哪些问题吗?”这一问题属于

A. 客观问题

B. 主观问题

C. 开放式问题

D. 封闭式问题

E. 非指导性问题

16. 患者，男，79 岁。因伤寒入院，需做大量不保留灌肠，操作方法如图所示，错误的是

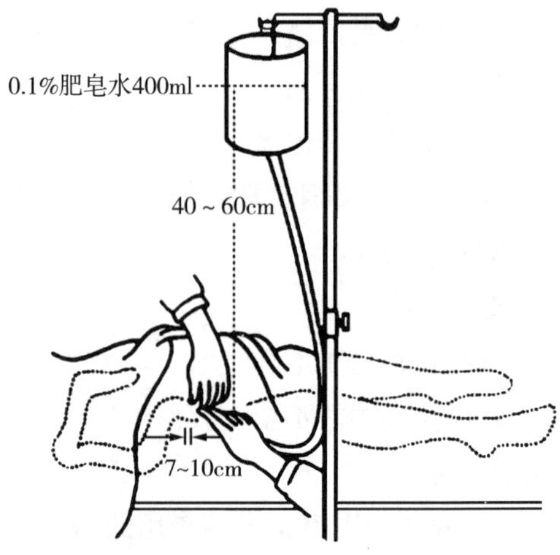

A. 桶内液面距肛门的距离
B. 灌肠管插入直肠的深度
C. 灌肠溶液的名称
D. 患者体位
E. 灌肠溶液的用量

17. 患者，女，64 岁。慢性支气管炎 20 年，劳力性心悸、呼吸困难 3 年。3 天前肺部感染，昨晚突然呼吸困难，端坐床边，咳大量粉红色泡沫痰。查体：口唇发绀，心尖区触及震颤，听诊心尖区闻及舒张期隆隆样杂音，第一心音增强，两肺布满哮鸣音和湿啰音。考虑可能为
A. 主动脉瓣关闭不全伴肺部感染
B. 主动脉瓣关闭不全伴心力衰竭
C. 二尖瓣关闭不全伴肺部感染
D. 二尖瓣狭窄伴急性右心衰竭
E. 二尖瓣狭窄伴急性肺水肿

18. 某乳腺癌患者，术后护士指导其做康复训练，患者以伤口疼痛为由，拒绝接受术后锻炼。该患者行为属于影响护患关系因素中的
A. 信任危机
B. 角色模糊
C. 责任不明
D. 权益影响
E. 理解差错

19. 在临床工作中，护士坐姿不正确的是
A. 坐在椅子前部的 1/3~1/2 处
B. 抬头，上身挺直，双目平视前方
C. 双膝自然并拢，男士可略分开，但不可超过肩宽
D. 双手交叉相握于腹前
E. 躯干与大腿、大腿与小腿之间均成直角

20. 患者，男，40 岁。血尿 3 天。膀胱镜检可见膀胱底部有一 1.5cm×1.0cm 新生物，有蒂，活检为 T_1 期。首选治疗方法是
A. 化学治疗
B. 膀胱部分切除
C. 经尿道行膀胱肿瘤电切术
D. 膀胱全切除
E. 放射治疗

21. 患儿，女，5 岁。因外阴肿痛伴阴道分泌物 1 周就诊，拟诊为婴幼儿外阴炎。关于婴幼儿外阴炎的说法，下列哪项是错误的
A. 婴幼儿抵抗力低，易发生外阴炎
B. 外阴炎常与阴道炎并发
C. 婴幼儿外阴炎以淋球菌感染最常见
D. 主要表现为外阴红肿，分泌物多
E. 久治不愈者应排除阴道异物

22. 患者，男。口服安眠药自杀，经抢救后苏醒，清醒后患者拒绝任何治疗，坚持要回家。此时护士应
A. 满足患者的要求
B. 尊重患者自主权，同意在家属陪伴下回家
C. 告知家属，在家属同意情况下，办好出院手续
D. 行使干涉权，不同意患者请求
E. 尊重患者自主权，但应尽力劝导患者住院，无效时行使干涉权

23. 患者，女，40 岁。因结肠息肉拟行手术治疗。入院第一天，因地滑不慎在洗手间摔倒，肘部表皮有擦伤。上述情况属于
A. 医源性损伤

B. 机械性损伤

C. 化学性损伤

D. 温度性损伤

E. 生物性损伤

24. 对于肺结核咯血患者饮食的护理，下列说法不正确的是

A. 大咯血暂禁食

B. 避免饮用茶水

C. 少饮水避免引起呛咳

D. 多食富含维生素的食物

E. 小咯血可进温凉流食

25. 患者，女，57 岁。心力衰竭伴呼吸道感染，护士发药时应告知患者在所有药物中，最后服用的是

A. 地高辛

B. 止咳糖浆

C. 呋塞米

D. 维生素 B_1

E. 阿莫西林

26. 为中暑患者乙醇拭浴的浓度和温度应为

A. 20%~30%，30℃

B. 25%~35%，30℃

C. 40%~50%，40℃

D. 45%~55%，40℃

E. 60%~70%，20℃

27. 车祸现场有下列伤员，应先抢救的是

A. 脑挫伤

B. 开放性气胸

C. 小腿挫裂伤

D. 肠穿孔

E. 上肢开放性骨折

28. 患者，女，33 岁。卵巢囊肿摘除术后，疼痛剧烈，医嘱“哌替啶 50mg，im，prn”。此医嘱属于

A. 临时医嘱

B. 长期医嘱

C. 临时备用医嘱

D. 长期备用医嘱

E. 特定时间医嘱

29. 患者，男，50 岁。跑步时不慎发生踝关节扭伤，4 小时后来医院就诊。护士应给予的正确处理是

A. 局部用热水袋

B. 用消毒液泡足

C. 冷热敷交替

D. 局部用冰袋

E. 局部乙醇按摩

30. 患者，男，67 岁，大学教授。因高血压住院治疗。适用于该患者的最佳护患关系模式为

A. 指导型

B. 被动型

C. 共同参与型

D. 指导-合作型

E. 主动-被动型

31. 患者，男，62 岁。吞咽困难 1 个月余，经检查后确诊为食管癌并肝转移。患者哭泣、烦躁。目前该患者的心理反应是

A. 愤怒期

B. 接受期

C. 否认期

D. 协议期

E. 抑郁期

32. 患者，女，36 岁。得知自己患晚期乳腺癌后心情沮丧，常暗自落泪，感觉自己时日不多，不时出现拒绝治疗的表现。护士与患者沟通时应避免的行为是

A. 当拒绝治疗时直接告诉主管医生

B. 鼓励患者积极配合治疗
C. 认真倾听患者内心的感受
D. 及时满足患者的合理需求
E. 密切关注患者的情绪变化，及时疏导

33. 能提示类风湿关节炎活动的指标是
A. 红细胞沉降率偏低
B. C 反应蛋白增高
C. 关节腔内滑液增多
D. 类风湿结节活组织检查
E. 关节 X 线检查示关节端的骨质疏松

34. 患者，男，47 岁。患有原发性高血压，在路上行走突然晕倒，经 CT 检查发现为高血压脑出血，急诊行开颅手术。术后送入神经外科病房，神志不清，脏器功能紊乱，给予监护。对这样的患者采取的最佳护理方式是
A. 个案护理
B. 功能制护理
C. 责任制护理
D. 小组护理
E. 临床路径

35. 吸气性呼吸困难的发生机制是
A. 上呼吸道狭窄
B. 细、小支气管狭窄
C. 肺组织弹性减弱
D. 麻醉药抑制呼吸中枢
E. 呼吸面积减少

36. 护士为死亡患者进行尸体护理的目的不包括下列哪一项
A. 对死者人格的尊重
B. 给家属以安慰，减轻哀痛
C. 保持尸体整洁，易于辨认
D. 风俗习惯的沿袭
E. 人道主义精神和护理职业道德的体现

37. 患者，女，20 岁。因车祸急诊入院，抢救无效死亡。家属情绪激动，冲医护人员喊道："这么年轻的姑娘，进医院的时候还可以和我说话，怎么就死了！你们怎么治的？"此时影响家属心理状态的主要原因是
A. 缺乏对医护人员的信任
B. 医院救治不力
C. 医护人员与家属沟通不够
D. 家属对结果无法接受
E. 医护人员技术水平欠佳

38. 小儿高渗性脱水发生惊厥的原因是
A. 休克
B. 脑水肿
C. 循环衰竭
D. 细胞内脱水
E. 细胞外脱水

39. 患者，女，35 岁。因车祸导致骨盆挤压伤，测血清钾 6.9mmol/L，脉搏 46 次/分，并有心律失常，应选用的药物是
A. 5%碳酸氢钠溶液
B. 10%葡萄糖酸钙
C. 乳酸溶液
D. 毛花苷 C
E. 利多卡因

40. 患者，女，58 岁。绝经后阴道流血，确诊为子宫内膜癌。患者拒绝治疗，随后到数家医院就诊。该患者现在的心理状况属于
A. 接受期
B. 协议期

C. 震惊否认期

D. 愤怒期

E. 抑郁期

41. 患者，男，32 岁。游泳时因腿部痉挛，发生溺水事件。在现场倒水最简单的方法是

A. 抓住患者的双腿，头朝下

B. 抱起患者的腰部，使其背部向上，头下垂

C. 抱起患者的腰部，使其腹部向上，头后仰

D. 让患者平卧

E. 让患者侧卧

42. 书写病室交班报告应先书写

A. 危重患者

B. 转入患者

C. 手术患者

D. 出院患者

E. 新入院患者

43. 护士对前来门诊的患者，首先应进行的工作是

A. 健康教育

B. 卫生指导

C. 预检分诊

D. 查阅病案

E. 心理安慰

44. 肝性脑病患者使用精氨酸的目的是

A. 使肠内呈碱性，减少氨的吸收

B. 防止酸碱平衡紊乱

C. 改善肝功能

D. 抑制脑内神经递质的合成

E. 促进体内鸟氨酸循环，从而降低血氨

45. 胃肠减压期间的护理措施错误的是

A. 患者应禁食及停止口服药物

B. 随时观察吸引是否有效

C. 加强口腔护理

D. 及时更换收集瓶

E. 若发现胃管有鲜红色血液吸出，继续持续吸引

46. 患者，女，45 岁。乳腺癌，准备手术治疗，护士与其沟通术前注意事项。沟通过程中，该护士手机突然响起，虽立即将手机关掉，但患者很生气，不愿意再继续沟通。该事件中涉及影响人际沟通的环境因素是

A. 噪声

B. 距离

C. 隐秘性

D. 依赖性

E. 情绪

47. 患者，女，32 岁。医嘱行^{131}I 甲状腺功能测定，护士指导该患者在试验期间应忌食的食物有

A. 花菜

B. 紫菜

C. 芹菜

D. 西红柿

E. 西兰花

48. 患者，男，34 岁。因外伤下肢骨折入院。现恢复良好，今天开始行康复治疗。中午护士发口服药时患者进行康复治疗尚未回，该护士应该将其药物

A. 等待下次一起发

B. 暂缓发药

C. 置于床头柜

D. 交给患者家属

E. 告诉医生停药

49. 某医院外科护士长为硕士学历，英语口语十分流利，医院的外宾参观均由她做翻译。因此护士们都很敬佩护士长，愿意接受护士长的领导，做好病房的护理工作。护士长对护士的这种影响力起作用的因素是

A. 职位因素

B. 才能因素

C. 知识因素

D. 资历因素

E. 品格因素

50. 患者静脉注射青霉素 9 天后，出现皮肤瘙痒、荨麻疹、腹部疼痛，体温 35℃，关节疼痛，全身淋巴结肿大。护士考虑该患者出现了

A. 呼吸道过敏反应

B. 过敏性延迟反应

C. 消化道感染毒性反应

D. 血清病型反应

E. 青霉素毒性反应

51. 青春期心理行为教育的侧重点是

A. 法制和品德教育

B. 预防疾病和意外

C. 养成健康的生活方式

D. 性心理教育

E. 社会适应性的培养

52. 患儿，3 岁。因腹泻 1 天入院。经 6 小时补液后出现明显眼睑水肿，可能的原因是

A. 酸中毒未纠正

B. 碱中毒未纠正

C. 补液量不足

D. 输入葡萄糖溶液过多

E. 输入电解质溶液比例过高

53. 患者，男，55 岁。因大量上消化道出血导致失血性休克急诊入院，遵医嘱大量输入库存血 800ml 后，患者全身发冷，输血静脉周围局部皮温正常。护士首先应

A. 拔针后另外穿刺，继续输血

B. 热敷患者穿刺局部

C. 使用恒温器加热血液

D. 轻者减慢输血速度、继续观察，重者立即停止输血

E. 给予吸氧

54. 氧气筒应放阴凉处保存，距明火至少

A. 1m

B. 3m

C. 5m

D. 7m

E. 10m

55. 患者，男，20 岁。因肠痉挛疼痛难忍就诊。社区护士建议患者缓解疼痛最好的方法是

A. 腹部放置热水袋

B. 腹部放置冰袋

C. 腹部敷热毛巾

D. 腹部红外线照射

E. 温水坐浴

56. 患者，女，33 岁。因风湿性心脏病二尖瓣狭窄 6 年，近半个月重体力劳动时出现呼吸困难而入院治疗。今日凌晨患者睡眠中突然憋醒，被迫坐起，伴大汗、咳嗽、咳粉红色泡沫痰，心率 118 次/分，两肺满布湿啰音及哮鸣音。责任护士给予患者吸氧的正确方法是

A. 间断高流量吸氧

B. 持续高流量吸氧

C. 持续低流量吸氧
D. 经 20%~30%乙醇湿化高流量吸氧
E. 经 20%~30%乙醇湿化持续低流量吸氧

57. 患者，女，37 岁。肛门周围瘙痒，肛周皮肤外口反复红肿、流脓，诊断为低位单纯性肛瘘，治疗的最佳方法是
A. 1∶5000 高锰酸钾温水坐浴
B. 肛瘘切除术
C. 局部换药治疗
D. 瘘管搔刮
E. 使用抗菌药物

58. 下列哪项不是慢性呼吸衰竭患者语言沟通障碍的病因
A. 呼吸困难致表达不清
B. 肺性脑病引起神志改变
C. 气管插管或气管切开术所致
D. 声带麻痹致失音
E. 体力不支致发音低微

59. 患者，男，45 岁。在病房内向护理人员表示食物有毒，吃了会死，故拒绝进食。护士对这种情况最适当的护理措施是
A. 先吃一口让患者安心，并借此证明并不像他所想的那样
B. 先了解患者为什么会认为食物中有毒
C. 告诉患者，为了他好，若不吃就要鼻饲
D. 为避免患者情绪失控，应顺从患者的意思，不吃就不勉强
E. 强迫患者吃下食物

60. 不适用自身输血的情况是
A. 外伤性脾破裂失血
B. 妊娠破裂导致的腹内出血
C. 肠破裂导致的腹内出血
D. 大血管手术时失血
E. 门静脉高压症手术时失血

61. 中医学中的“君主之官”是指
A. 肾
B. 肝
C. 肺
D. 心
E. 脾

62. 新生儿上腭中线和牙龈切缘上有黄白色小斑点，称为上皮珠，其处理应
A. 挑破
B. 刮擦
C. 抗感染治疗
D. 涂制霉菌素
E. 无须特殊处理，可自行消失

63. 患者，男，65 岁。呼吸由浅慢逐渐加快、加深，后又逐渐变浅、变慢，以至暂停，数秒后又重复上述呼吸状态。该患者的呼吸为
A. 间停呼吸
B. 波动性呼吸
C. 叹息样呼吸
D. 潮式呼吸
E. 库斯莫尔呼吸

64. 下列属于糖尿病多发性周围神经病变临床特点的是
A. 视物模糊
B. 尿失禁
C. 四肢麻木
D. 胃肠功能失调
E. 直立性低血压

65. 护士对肺炎患儿采取的护理措施不包括

A. 鼓励患儿多饮水，防止痰液黏稠不易咳出
B. 密切观察患儿体温
C. 尽量避免患儿哭闹，减少氧的消耗
D. 喘憋较重时镇静平卧
E. 严密观察病情，及时发现并发症

66. 具有传染性的非特异性感染是
A. 疖
B. 急性淋巴结炎
C. 急性淋巴管炎
D. 破伤风
E. 急性蜂窝织炎

67. 土不足时，木对土的过度制约，属于
A. 相克
B. 相乘
C. 相侮
D. 母病及子
E. 子病犯母

68. 患者，女，23 岁。需留取粪便标本检查蛲虫，护士应告知患者标本采集的时间为
A. 晚上睡觉前
B. 午休 2 小时后
C. 随时
D. 晚餐前
E. 早餐后

69. 疝内容物与疝囊发生粘连而不能完全回纳，可伴胀痛的疝常是
A. 直疝
B. 股疝
C. 难复性疝
D. 嵌顿性疝
E. 绞窄性疝

70. 关于疝修补术后患者的护理，下列说法错误的是
A. 及时处理粪便秘结
B. 行肠切除吻合术者，待肠道功能恢复后方可进食
C. 咳嗽时注意保护切口
D. 术后 3 个月内避免重体力劳动
E. 术后当天取半卧位

71. 育龄妇女停经 58 天后，阴道流血 3 天，血量增多，伴腹痛下坠。妇科检查：子宫增大如孕 50 天大小，软，宫口开 1 指，尿人绒毛膜促性腺激素检测（+）。应首先考虑
A. 先兆流产
B. 难免流产
C. 不完全流产
D. 稽留流产
E. 葡萄胎

72. 患者，男，55 岁。脑出血行溶栓治疗，病情危重，需要随时观察，以便进行抢救。护士观察患者病情及生命体征的周期合适的是
A. 24 小时专人护理
B. 每 1 小时巡视 1 次
C. 每 2 小时巡视 1 次
D. 每日巡视 6 次
E. 每日巡视 4 次

73. 患儿，女，3 岁半。因“房间隔缺损”拟入院择期手术治疗。以下护士健康教育内容中不正确的是
A. 本病为一种先天性心脏病，预后较好
B. 注意保护性隔离，不要去人多拥挤的地方
C. 治疗方案以手术为主

D. 术前最重要的是防止皮肤破损

E. 按时进行预防接种

74. 对急性呼吸窘迫综合征（ARDS）的诊断和病情判断有重要意义的检查是

A. 动脉血气分析

B. CT 检查

C. 血流动力学监测

D. X 线检查

E. 24 小时尿流动力学检查

75. 患者，女，46 岁。诊断为脊髓型颈椎病 1 年，近 2 个月症状进行性加重，应选择的治疗方法是

A. 颌枕带牵引

B. 卧床休息

C. 增大活动强度

D. 热敷

E. 手术治疗

76. 护士长因护士小王有了孩子后经常请假不来上班，很不满意；而王护士则认为护士长不关心下属，不理解自己的难处，两人关系一直紧张。造成这种现象的原因是

A. 角色期望差异

B. 角色压力过重

C. 经济压力过重

D. 角色权利争议

E. 角色责任模糊

77. 患者，男，55 岁。尿毒症，肾移植术后。术后 24 小时内应给予患者的护理是

A. 三级护理

B. 二级护理

C. 一级护理

D. 24 小时监护护理

E. 特级护理

78. 急性肾小球肾炎持续较久的临床表现是

A. 水肿

B. 高血压

C. 肉眼血尿

D. 镜下血尿

E. 恶心、呕吐

79. 患者，女，20 岁。因剧烈呕吐医嘱给予补液，包括氯化钾溶液。输液过程中患者诉穿刺局部疼痛，当班护士检查穿刺局部无肿胀，且输液管内回血良好。该护士的处理方法最合适的是

A. 拔针后另选静脉穿刺

B. 转动针尖斜面的位置

C. 给予局部镇痛

D. 继续观察

E. 减慢输液速度

80. 患儿，男，10 岁。走路时不慎摔倒，手肘着地，导致肱骨干骨折，右手如图所示，阴影处感觉障碍，拇指不能伸直。该患儿可能损伤了

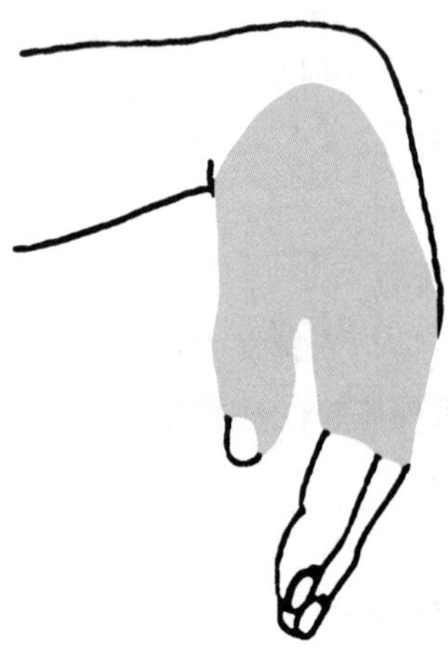

A. 正中神经

B. 桡神经

C. 尺神经

D. 桡动脉

E. 肱动脉

81. 患者，男，62 岁。左侧血栓闭塞性脉管炎行手术后 1 天，自诉“左脚没有感觉”，护士观察时发现左侧足背动脉搏动消失，皮肤温度降低，提示患者可能是

A. 静脉血栓

B. 组织缺氧

C. 血管痉挛

D. 动脉栓塞

E. 血管炎症

82. 患者，男，22 岁。因运动时自发性气胸入院。护士进行出院指导时告知其预防复发的关键措施是

A. 戒烟

B. 避免暴饮暴食

C. 避免屏气用力

D. 适度进行体育锻炼

E. 保持心情平和

83. 患者，女，50 岁。自述严重失眠，苦恼不已，但其配偶陈述其睡眠时间每晚可达 7~8 小时，日间精神状态好。该患者属于

A. 矛盾性失眠

B. 生理性失眠

C. 心理性失眠

D. 心理生理性失眠

E. 适应性失眠

84. 胰腺癌最常见的组织类型是

A. 腺泡细胞癌

B. 多形性腺癌

C. 纤毛细胞癌

D. 导管细胞癌

E. 胰岛细胞癌

85. 患者，男，70 岁。患慢性支气管炎，近几日咳嗽加剧，痰液黏稠，不易咳出。雾化吸入治疗的首选药物是

A. 沙丁胺醇

B. 氨茶碱

C. 地塞米松

D. 糜蛋白酶

E. 卡那霉素

86. 慢性肺源性心脏病发生的关键环节是

A. 肺动脉高压

B. 右心室肥厚

C. 右心室扩大

D. 肺动脉瓣关闭不全

E. 心功能不全

87. 儿童预防接种乙肝疫苗第二剂次是在出生后

A. 1 个月

B. 2 个月

C. 3 个月

D. 6 个月

E. 1 年

88. 心房颤动患者最常见的脉搏是

A. 细脉

B. 交替脉

C. 间歇脉

D. 水冲脉

E. 奇脉

89. 某患者住院期间，发现自己的管床医生私收红包，遂将此事告发至院长，患者此行为是在行使自己的

A. 知情权

B. 参与决定有关个人健康的权利

C. 选择权

D. 监督权

E. 免除一定的社会责任

90. 影响护患关系的主要因素不包括

A. 信任危机

B. 角色模糊

C. 责任不明

D. 权益影响

E. 经济压力过重

91. 某护理部因普外科护士严重短缺，聘用一名在本院实习结束但未取得护士执业资格的学生为普外科护士。护理部的做法违反了

A.《护士条例》

B.《中华人民共和国刑法》

C.《中华人民共和国民法典》

D.《中华人民共和国基本医疗卫生与健康促进法》

E.《护士执业注册管理办法》

92. 心源性水肿的主要致病因素是

A. 右心功能不全

B. 有效循环血量增多

C. 心律失常

D. 醛固酮水平下降

E. 液体自毛细血管内渗透至组织间隙的量少于回吸收的量

93. 患者，男，74 岁。因膀胱癌住院手术，术后接受顺铂化学治疗。在给药前后，护士遵医嘱给患者输入大量液体进行水化，此做法是为了防止该药物对患者产生

A. 肝功能损害

B. 骨髓抑制

C. 肾功能损害

D. 胃肠道反应

E. 神经毒性

94. 以下情形中，不应撤销护士执业注册的是

A. 非卫生行政部门进行的护士执业注册

B. 以欺骗、贿赂等不正当手段取得的护士执业注册

C. 违反法定程序作出的护士执业注册

D. 护士死亡或者丧失行为能力

E. 违反护士管理办法

95. 患者，男，52 岁。护士为其做青霉素皮肤试验，其结果为局部皮肤红肿，直径 1.1cm，无自觉症状。下列处理正确的是

A. 可以注射青霉素

B. 可以注射青霉素，但剂量减少，准备急救药品

C. 暂停该药，下次使用重新做皮试

D. 禁用青霉素

E. 在对侧肢体做对照试验

96. 孕妇，28 岁。进入分娩状态，护士发现该孕妇在其宫口开大 3cm 后，出现烦躁不安，对于自然分娩没有信心，一再要求剖宫产。该护士针对此孕妇应采取的最主要护理措施是

A. 提供心理支持，减轻焦虑

B. 教会孕妇用力的方法

C. 鼓励孕妇多进食，恢复体力

D. 做剖宫产准备

E. 检测胎心

97. 下列不属于先兆中暑临床表现的是

A. 大汗

B. 口渴

C. 脉搏减慢

D. 体温正常

E. 头晕

98. 适用于高血压患者的护患关系类型是

A. 主动-被动型

B. 指导-合作型

C. 指导-被动型

D. 共同参与型

E. 主动参与型

99. 患者，男，50 岁。护士为其测体温时，得知 5 分钟前，患者饮过热开水。以下做法正确的是

A. 嘱其用冷开水漱口后再测

B. 暂停测一次

C. 改测直肠温度

D. 告知 30 分钟后再测口腔温度

E. 继续测量

100. 患者，男，30 岁。右股骨干骨折，行骨牵引治疗。因活动不便，护士协助其床上洗发，对水温的要求是

A. 30~35℃

B. 35~40℃

C. ≤40℃

D. 46~49℃

E. 50~55℃

A3/A4 型题

答 题 说 明

以下提供若干个案例，每个案例有若干个考题。请根据各考题题干所提供的信息，在每题下面的 A、B、C、D、E 五个备选答案中选择一个最佳答案。

（101~102 题共用题干）

患者，男，45 岁。反复胃部不适 1 年余，诊断为“慢性胃炎”入院。

101. 护士在接待此患者时，下列做法哪项不妥

A. 起立迎接

B. 护送患者到床边

C. 介绍医院特色

D. 介绍自己

E. 介绍同室病友

102. 护士询问患者时，下列属于开放式提问的一项是

A. 您的父母有高血压病史吗

B. 您一般每天睡几个小时

C. 您每天排几次大便

D. 您的右上腹是否疼痛

E. 您今天的感觉怎么样

（103~105 题共用题干）

患者，女，45 岁。平日体健。晚餐后洗衣时突然出现剧烈头痛、恶心、喷射性呕吐，随后患者意识模糊，急诊入院。急行 CT 检查可见高密度影。诊断为蛛网膜下腔出血。患者无肢体瘫痪、烦躁不安。

103. 该患者应绝对卧床休息的时间是

A. 1 周

B. 2 周

C. 3~4 周

D. 4 周

E. 6~8 周

104. 本病最危险的并发症是

A. 消化道出血

B. 肺部感染

C. 脑水肿并发脑疝

D. 电解质紊乱

E. 再出血

105. 以下关于给药的护理措施，错误的是

A. 遵医嘱应用促凝血药

B. 必要时遵医嘱使用镇痛药

C. 不可使用镇静药，以免抑制呼吸

D. 遵医嘱快速静脉滴注甘露醇

E. 使用尼莫地平时，速度要慢

（106~108 题共用题干）

患者，男，35 岁。发热、乏力、全身多处淋巴结可触及，近几个月消瘦明显，体温 39℃。查人类免疫缺陷病毒抗体阳性，既往有吸毒史，诊断为获得性免疫缺陷综合征。

106. 对该患者采取的隔离措施是

A. 接触隔离

B. 消化道隔离

C. 严密隔离

D. 呼吸道隔离

E. 血液/体液隔离

107. 该患者的护理诊断不包括

A. 活动无耐力

B. 恐惧

C. 营养失调

D. 有感染的危险

E. 腹泻

108. 护士为该患者采取护理措施，下列哪项是错误的

A. 持续低流量给氧

B. 应卧床休息

C. 多听患者倾诉

D. 指导患者正确服药

E. 给予高热量、高蛋白、高维生素饮食

（109~111 题共用题干）

患者，男，19 岁。患 1 型糖尿病多年，注射胰岛素控制血糖。因呼吸道感染，体温 39.2℃，食欲缺乏，恶心、呕吐、腹痛入院。查体：呼吸深大，可闻及烂苹果味，皮肤干燥，烦躁和嗜睡交替。

109. 根据评估结果，判断患者可能合并了

A. 糖尿病酮症酸中毒

B. 低血糖反应

C. 急性胃肠炎

D. 非酮症高渗高糖性昏迷

E. 急性脑炎

110. 护士在协助医生进行抢救时，下列哪项护理措施不正确

A. 卧床休息

B. 低流量持续吸氧

C. 建立静脉通道，给予大剂量胰岛素治疗

D. 遵医嘱小剂量持续静脉滴注胰岛素

E. 监测电解质，特别是血钾的改变

111. 在对该患者进行饮食指导中，关键的一个方面是

A. 严格限制饮酒

B. 控制总热量

C. 严格限制各种甜食

D. 不能空腹进行体育锻炼

E. 每周监测体重

(112~114 题共用题干)

患者，女，35 岁。因腹泻每日 10~15 次，粪便为米泔水样来院就诊。患者轻度脱水，结合患者症状和医生查体结果，高度怀疑为霍乱。正在等待实验室检查结果以明确诊断。

112. 该患者经检查确认为霍乱，需隔离治疗。护士应告知其家属，隔离期限是
   A. 以临床症状消失为准
   B. 以上级卫生防疫部门确定为准
   C. 根据医学检查结果确定
   D. 根据科主任对病情的判断来决定
   E. 由公安机关决定

113. 目前对该患者应采取的正确措施是
   A. 在就诊医院指定场所单独隔离
   B. 要求患者自行转往传染病专科医院
   C. 由家属陪同在医院门诊等待结果
   D. 收入本院消化科病房
   E. 请患者先回家，告知指定日期前来取实验室检查结果

114. 该患者经全力抢救未见好转不幸死亡，护士应对尸体立即进行卫生处理并
   A. 由家属带回老家土葬
   B. 移入太平间
   C. 征得家属同意后尸检
   D. 就近火化
   E. 石灰池掩埋

(115~117 题共用题干)

某孕妇，32 岁。停经 12 周，不规则阴道流血 10 天左右，伴轻微腹胀。查体：宫底脐下 2 指，质地软。B 超仅见宫腔内“落雪征”。

115. 患者首选的治疗方法是
   A. 手术切除子宫
   B. 化疗
   C. 止血
   D. 清宫
   E. 控制感染

116. 患者入院行化疗，一段时间后，患者需接受保护性隔离，此时白细胞降低至
   A. 5.5×10^9/L
   B. 1.0×10^9/L
   C. 1.5×10^9/L
   D. 2.5×10^9/L
   E. 4.0×10^9/L

117. 对该患者应实施的护理措施，正确的是
   A. 术后无须进行病理检查
   B. 及时宣教，告知患者治愈后即可正常生育，减轻患者焦虑
   C. 清宫术后禁止性生活 1 个月以预防感染
   D. 术后每 2 周查 1 次血或尿 hCG，直至阴性
   E. 随访期间宜选择宫内节育器避孕

(118~120 题共用题干)

患者，男，36 岁。十二指肠溃疡并发瘢痕性幽门梗阻，反复呕吐宿食，消瘦，皮肤干燥、弹性消失。入院后经充分术前准备，在硬脊膜外阻滞下行胃大部切除术。

118. 术后若发生胃肠吻合口出血，最早出现的临床表现是
   A. 脉搏细速、血压下降
   B. 烦躁不安、面色苍白
   C. 尿量减少、四肢湿冷
   D. 头晕、心悸、出冷汗
   E. 胃管内吸出大量血液

119. 该患者入院时的护理诊断是
   A. 心输出量减少
   B. 体液不足
   C. 组织灌注量改变
   D. 活动无耐力
   E. 知识缺乏

120. 术前护理中属于特殊准备的是
   A. 心理护理
   B. 皮肤准备
   C. 每晚洗胃
   D. 备血、皮肤试验
   E. 术前用药

参考答案

第一单元　专业实务

1. C　2. A　3. D　4. E　5. D　6. B
7. E　8. C　9. C　10. C　11. B　12. E
13. C　14. A　15. C　16. A　17. E
18. B　19. A　20. C　21. C　22. E
23. B　24. C　25. B　26. B　27. B
28. D　29. D　30. C　31. E　32. A
33. B　34. A　35. A　36. D　37. D
38. D　39. B　40. C　41. B　42. D
43. C　44. E　45. E　46. A　47. B
48. B　49. C　50. D　51. D　52. E
53. D　54. C　55. A　56. D　57. B
58. D　59. B　60. C　61. D　62. E
63. D　64. C　65. D　66. C　67. B
68. A　69. C　70. E　71. B　72. A
73. D　74. A　75. E　76. A　77. D
78. D　79. E　80. B　81. D　82. C
83. A　84. D　85. D　86. A　87. A
88. A　89. D　90. E　91. A　92. A
93. C　94. D　95. D　96. A　97. C
98. D　99. D　100. C　101. C　102. E
103. D　104. E　105. C　106. E　107. E
108. A　109. A　110. C　111. B　112. C
113. A　114. D　115. D　116. B　117. C
118. E　119. B　120. C

解　析

扫码查看
相关内容

协和护考

全国护士执业资格考试
优选卷（五）

第二单元　实践能力

中国协和医科大学出版社
北　京

第二单元
实践能力

A1/A2 型题

答题说明

以下每一道考题下面有 A、B、C、D、E 五个备选答案。请从中选择一个最佳答案。

1. 对早期妊娠的描述，下列正确的是
   A. 停经时即可诊断为妊娠
   B. 月经过期 15 天即可出现早孕反应
   C. B 超是诊断早孕快速、准确的方法
   D. 妊娠 4 周时用多普勒可听到胎心音
   E. 尿频现象在妊娠 8 周后消失
2. 下列属于晚期乳腺癌特征的是
   A. 乳头溢液
   B. 酒窝征
   C. 腋窝淋巴结融合固定
   D. 肿块 3cm 左右
   E. 肿块表面高低不平
3. 患者，女，67 岁。因结肠癌入院。近 1 周出现癌性发热，表现为发热无一定规律，持续时间不定，其热型为
   A. 稽留热
   B. 弛张热
   C. 间歇热
   D. 不规则热
   E. 异常热
4. 深Ⅱ度烧伤的深度可达图中的

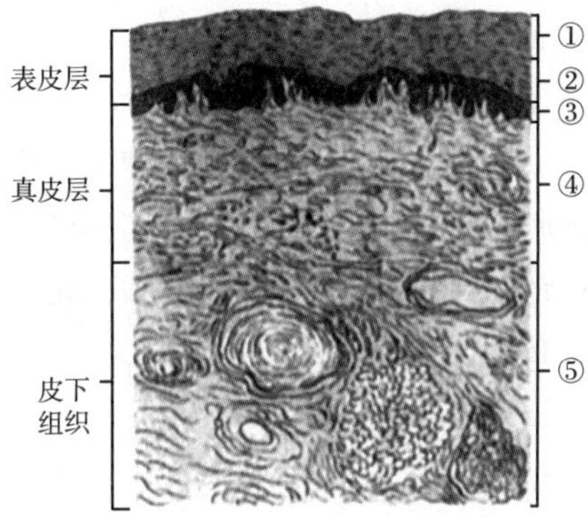

   A. ①
   B. ②
   C. ③
   D. ④
   E. ⑤
5. 患者，男，40 岁。患酒精性肝硬化入院，护士对其生活方式和行为的指导中，最重要的是
   A. 注意保暖
   B. 保持呼吸道通畅
   C. 戒酒
   D. 安全防护
   E. 低脂饮食
6. 患者，男，35 岁。诊断为支气管扩张症，今晨出现大咯血，护士指导患者轻

轻将痰液和积血咳出，不要屏气，这是因为屏气可能会导致

A. 休克
B. 窒息
C. 肺水肿
D. 呼吸衰竭
E. 脑出血

7. 下列妊娠期妇女便秘的护理措施，说法不恰当的是

A. 养成定时排便的习惯
B. 每天多饮水
C. 适当运动
D. 自行服用缓泻药
E. 多食高纤维素食物

8. 患儿，7 岁。发热 3 日伴腮腺肿大 2 日入院，诊断为流行性腮腺炎。实验室检查血清特异性抗体，下列检查项目中会增高的是

A. IgA
B. IgD
C. IgE
D. IgG
E. IgM

9. 二尖瓣狭窄伴心房颤动患者最易发生栓塞的部位是图中的

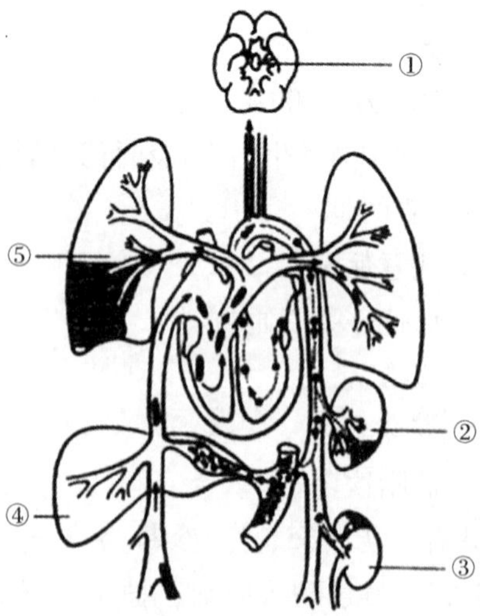

A. ①
B. ②
C. ③
D. ④
E. ⑤

10. 护士对 75 岁的老年患者进行皮肤状况的评估，下列信息中，表明患者的皮肤存在潜在问题的是

A. 皮肤皱纹增多
B. 皮肤松弛
C. 老年斑增多
D. 皮肤存在硬结
E. 皮肤表面干燥粗糙

11. 患者，男，65 岁。肝硬化致上消化道大出血。护士触诊其脉搏细弱无力，此脉象称为

A. 缓脉
B. 间歇脉
C. 细脉
D. 洪脉
E. 丝脉

12. 患者，男，29 岁。3 天前上午突然收拾衣服从家出发，下午发现自己已到离家不远的县城，自己也不知道怎么来的县城。脑电图检查正常。此人可能出现

A. 分离性遗忘
B. 分离性漫游
C. 癔症性精神病
D. 分离性恍惚状态
E. 分离性身份障碍

13. 患者，男，34 岁。近日思维内容丰富，经常问“先有鸡还是先有蛋?”“人为什么会长大?”等问题，此患者症状为

A. 强迫性怀疑
B. 强迫性回忆

C. 强迫性穷思竭虑
D. 强迫性对立思维
E. 强迫意向

14. 下列哪项检查主要反映肾小球滤过功能
A. 酚红排泄试验
B. 尿常规检查
C. 尿浓缩稀释试验
D. 内生肌酐清除率检查
E. 1 小时尿细胞排泄率检查

15. 患者，女，30 岁。反复出现皮肤瘀点，并有鼻出血、月经过多，近年来出现贫血、脾大。错误的护理措施是
A. 适当限制活动
B. 预防各种创伤
C. 尽量减少肌内注射
D. 保持鼻黏膜湿润，剥去鼻腔内血痂
E. 摄入高蛋白、高维生素、低渣、易消化饮食

16. 猩红热帕氏线常见的部位是
A. 面部
B. 头颈部
C. 腰腹部
D. 大腿外侧
E. 肘窝、腹股沟

17. 患者，女，78 岁。因原发性高血压史 25 年、心力衰竭 1 个月入院。因白天经常卧床，其心源性水肿较易出现的部位是
A. 眼睑
B. 胸腰部
C. 腰骶部
D. 足踝部
E. 面部

18. 患者，女，35 岁。甲状腺囊肿切除术后。护士为患者采取半坐卧位的主要目的是
A. 有利于伤口愈合
B. 减轻颈部肿胀
C. 减少伤口出血
D. 减轻缝合处张力
E. 利于呼吸

19. 护士针对尿路感染患者的健康教育，下列说法不正确的是
A. 注意个人清洁卫生，尤其是会阴部和肛周
B. 长期预防性服用抗生素
C. 多饮水、勤排尿
D. 及时治疗尿路感染
E. 女性月经期、产褥期、妊娠期要特别注意

20. 关于慢性肺源性心脏病心力衰竭时使用利尿药，哪项说法是正确的
A. 出现水肿，即可使用
B. 水肿严重者应迅速利尿
C. 应选用作用轻的利尿药
D. 出现水肿后应该持续利尿直至水肿消失
E. 应采取缓慢、持续利尿的原则

21. 孕妇，28 岁。月经周期约 30 天。有停经史，末次月经及胎动时间记不清，无明显早孕反应。宫高测量：耻骨联合上子宫长度为 26cm。听诊：胎心音良好。估计现妊娠周数为
A. 12 周末
B. 16 周末
C. 28 周末
D. 20 周末
E. 32 周末

22. 患者，男，36 岁。因脑膜炎入院，护士为其做神经系统物理检查时发现有一项

为阳性，如图所示，该项检查为

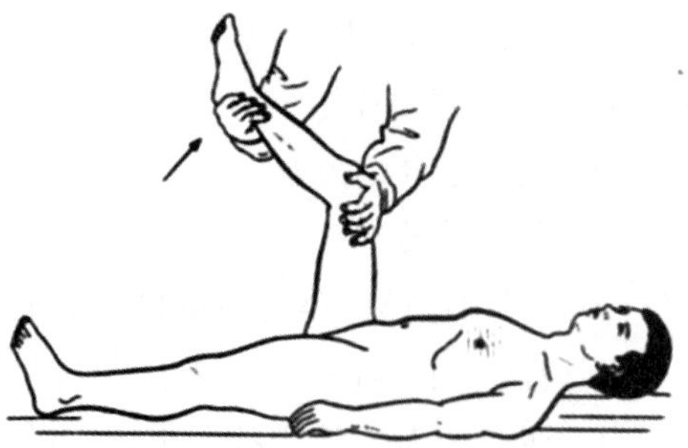

A. 凯尔尼格征

B. 颈项强直

C. 布鲁津斯基征

D. 提睾反射

E. 巴宾斯基征

23. 二尖瓣狭窄患者大咯血的可能原因是

A. 肺静脉曲张破裂

B. 急性肺水肿

C. 肺梗死

D. 支气管内膜毛细血管破裂

E. 支气管小动脉破裂

24. 高血压患者服用卡托普利后，最常见的不良反应是

A. 头痛

B. 腹泻

C. 低血压

D. 心律不齐

E. 刺激性干咳

25. 患者，男，48 岁。跌倒时右手掌撑地，当时右腕剧痛，渐肿胀，活动障碍，局部呈“餐叉样”畸形。可能发生了

A. 桡骨远端伸直型骨折

B. 桡骨远端屈曲型骨折

C. 腕骨骨折

D. 掌骨骨折

E. 腕关节扭伤

26. 患者，女，35 岁。右侧乳腺癌根治术后。患者出院时，提示患者掌握了正确的健康教育内容的语言描述是

A. 我出院后要穿几周紧身衣保持体型

B. 在我化学治疗期间，我要坚持吃素

C. 我要注意避孕，2 年内我不能怀孕

D. 我要坚持右侧上肢的功能锻炼

E. 我下个月准备去做乳房再造术

27. 适宜碱性溶液冲洗阴道的患者是

A. 外阴阴道假丝酵母菌病

B. 滴虫性阴道炎

C. 老年性阴道炎

D. 前庭大腺炎

E. 慢性宫颈炎

28. 分娩过程中主要的产力是

A. 子宫收缩力

B. 腹肌收缩力

C. 肛提肌收缩力

D. 腰肌收缩力

E. 臀肌收缩力

29. 患者，女，19 岁。在输液时指着输液管说是一条蛇，应诊断此患者为

A. 错觉

B. 幻觉

C. 思维奔逸

D. 感觉障碍

E. 妄想

30. 下列放置宫内节育器的时间正确的是

A. 月经干净后 10~14 天

B. 人工流产术后立即放置

C. 产后一般满 30 天

D. 剖宫产后 2 个月

E. 哺乳期随时都可以放置

31. 患者，女，38 岁。白带增多呈泡沫状及

阴道瘙痒 10 天余，诊断为滴虫性阴道炎。护士指导患者正确阴道用药的方法是

A. 生理盐水冲洗阴道后再塞药

B. 用碱性药液冲洗阴道后再塞药

C. 月经期不行阴道冲洗可继续塞药

D. 用甲硝唑期间禁饮酒

E. 阴道塞药每早 1 次，7 天为 1 个疗程

32. 患儿，3 岁。患室间隔缺损，突然烦躁不安、发绀。查体：意识清楚，两肺底有少许湿啰音，心率 190 次/分，肝肋下 4cm。考虑该患儿可能出现的情况是

A. 支气管肺炎

B. 心力衰竭

C. 循环衰竭

D. 亚急性感染性心内膜炎

E. 中毒性脑病

33. 患者，女，62 岁。心前区剧烈疼痛 2 小时入院。患者恶心、呕吐、烦躁、大汗淋漓，经休息和含服硝酸甘油后疼痛未见缓解。患者病情尚不稳定，提示可能发生心室颤动的心律失常是

A. 窦性心动过速

B. 窦性心动过缓

C. 室上性心动过速

D. 偶发房性期前收缩

E. 室性心动过速

34. 患儿因上呼吸道感染发热，家属向社区护士咨询，其处理不正确的是

A. 房间经常通风

B. 多饮水

C. 保持衣物干燥

D. 体温升至 38℃时，给予乙醇擦浴

E. 避免高热惊厥发生

35. 硝酸甘油的不良反应不包括

A. 搏动性头痛

B. 呕吐

C. 心率加快

D. 血压下降

E. 心率减慢

36. 足月臀位产儿，出生后即不安，前囟饱满，唇微发绀，双肺呼吸音清，心率 128 次/分。最可能的诊断是

A. 维生素 D 缺乏引起的手足搐搦

B. 化脓性脑膜炎

C. 新生儿败血症

D. 新生儿颅内出血

E. 感染性肺炎

37. 患者，男，75 岁。表现为呼吸困难、发绀明显，血气分析结果为 PaO_2 50mmHg、$PaCO_2$ 76mmHg，诊断为高碳酸血症型呼吸衰竭。该患者的氧疗方式为

A. 2~4L/min 鼻导管吸氧

B. 2~4L/min 间歇吸氧

C. 1~2L/min 持续鼻导管吸氧

D. 低流量间歇吸氧

E. 4~6L/min 乙醇湿化吸氧

38. 患者，男，35 岁。在炼钢炉前作业时不慎发生大面积烧伤，烧伤面积约为 50%。入院后遵医嘱在创面局部涂抹磺胺嘧啶银，护士向患者解释该治疗的目的，表述不正确的是

A. 促进创面干燥

B. 防止休克

C. 促进创面愈合

D. 防止感染

E. 促进创面结痂

39. 婴儿，8 月龄。母乳喂养，面色苍白，肝脾大。检查：血清铁 5.36μmol/L，血

清总铁结合力 68μmol/L，血清转铁蛋白饱和度小于 15%，骨髓象红细胞系统增生明显，以中、晚幼红细胞为主，胎儿血红蛋白（HbF）占比 0.4，成人血红蛋白（HbA）占比 0.3。可能的诊断是

A. 再生障碍性贫血

B. 营养性混合性贫血

C. 地中海贫血

D. 营养性巨幼细胞贫血

E. 营养性缺铁性贫血

40. 患者，男，60 岁。有原发性高血压病史。血压突然升至 230/130mmHg，伴剧烈头痛、恶心、呕吐、抽搐及嗜睡。患者可能发生的情况是

A. 脑出血

B. 恶性高血压

C. 高血压脑病

D. 脑血管痉挛

E. 脑血栓形成

41. 孕妇，30 岁。孕 1 产 0。孕 37 周，羊水过多，行羊膜腔穿刺术后为该孕妇腹部放置沙袋的目的是

A. 减轻疼痛

B. 减少出血

C. 预防休克

D. 预防血栓形成

E. 预防感染

42. 医嘱 0.9%氯化钠溶液 500ml ivgtt。患者从上午 8 时 20 分开始输液，输液器滴系数为 20。护士根据情况把输液速度调整至 40 滴/分。预计输液完成的时间为

A. 上午 9 时 56 分

B. 上午 11 时 40 分

C. 中午 12 时 30 分

D. 下午 1 时 20 分

E. 下午 2 时 15 分

43. 患者，男，41 岁。右上腹疼痛 2 天。查体：体温 40℃，皮肤、巩膜黄染。B 超示胆总管结石。为警惕发生重症胆管炎，护士应重点观察的内容是

A. 进行性加重的腹痛

B. 血压下降，神志不清

C. 墨菲征阳性

D. 高热、寒战

E. 血白细胞增多

44. 护士告诉慢性阻塞性肺气肿患者因为痰液黏稠，应多饮水，其原因是多饮水可以

A. 补充出汗等所丢失的水分

B. 加速细菌排出

C. 加速毒素及炎性分泌物排出

D. 降低出血性膀胱炎的发生

E. 促进痰液稀释而容易排出

45. 患者，女，33 岁。双侧甲状腺肿 1 年，突眼明显。护士给予该患者的心理护理措施不包括

A. 鼓励患者家属给予患者关爱和理解

B. 鼓励患者表达内心的感受

C. 告知患者突眼可以通过治疗改善

D. 指导患者做分散注意力的活动，如听音乐、散步等

E. 指导患者多做运动

46. 患儿，10 个月。因高热惊厥入院。经治疗痊愈，准备出院，对其家长健康指导的重点是

A. 合理喂养的方法

B. 体格锻炼的方法

C. 惊厥预防及急救措施

D. 预防接种的时间

E. 小儿体检的时间

47. 患儿，2 岁。出生后 3 个月出现发绀、哭闹，活动后发绀加重，该患儿生长发育落后，有杵状指。胸骨左缘第 2 肋间有Ⅱ～Ⅲ级喷射性收缩期杂音，该患儿可能的诊断为
A. 室间隔缺损
B. 房间隔缺损
C. 动脉导管未闭
D. 肺动脉狭窄
E. 法洛四联症

48. 痛风发生的关键原因是血液中
A. 血脂长期增高
B. 血糖长期增高
C. 尿酸长期增高
D. 血胆固醇长期增高
E. 尿素氮长期增高

49. 患者，男，30 岁。行疝修补术后 2 天体温 38℃，患者无其他主诉。应考虑
A. 手术切口感染
B. 上呼吸道感染
C. 并发肺部感染
D. 基础代谢率增高
E. 外科手术热

50. 下列妊娠周数，可选用人工流产负压吸引术终止妊娠的是
A. 9 周
B. 11 周
C. 14 周
D. 15 周
E. 24 周

51. 患者，女，56 岁。既往有糖尿病病史 10 余年，突发糖尿病酮症酸中毒。此时患者的呼吸气味是
A. 氨臭味
B. 芳香味
C. 肝腥味
D. 大蒜味
E. 烂苹果味

52. 患者，男，56 岁。因脑血栓处于昏迷状态。医嘱进行留置导尿术。留置导尿 15 天后，护士在观察尿液情况时，发现尿液混浊、沉淀。这时应
A. 拔出导尿管
B. 清洗尿道口
C. 膀胱内滴药
D. 给予膀胱冲洗
E. 定时更换卧位

53. 患者，男，46 岁。上班乘坐公交车时总是担心会出现危险，尤其是车厢内人员拥挤的时候症状加重，出现心悸、头晕、出汗、发抖、胸闷，好像透不过气来。考虑为
A. 症状为外部力量强加的
B. 症状产生无明确客观对象
C. 症状产生于某一客观对象
D. 症状源于自己的主观体验
E. 症状不受自己主观意愿控制

54. 患者，女，68 岁。车祸后出现颅脑损伤，先出现双侧瞳孔时大时小、变化不定，提示可能是
A. 颅内压增高
B. 小脑幕裂孔疝
C. 脑干缺血
D. 枕骨大孔疝
E. 颅内血肿

55. 下列哪项不是新生儿阿普加（Apgar）评分标准
A. 体温
B. 心率

C. 呼吸

D. 肌张力

E. 皮肤颜色

56. 患者，女，46 岁。因肝硬化食管静脉曲张、腹水入院。放腹水后出现意识不清，呼之不醒，但压迫其眶上神经仍有痛苦表情。下列饮食护理正确的是

A. 高盐饮食

B. 无蛋白，高热量饮食

C. 低维生素饮食

D. 高蛋白饮食

E. 限制含糖食物

57. 患者，男，47 岁。突然神志丧失，呼吸不规则，即刻进行心肺复苏，判断心脏按压是否有效的主要方法是

A. 测血压

B. 呼喊患者看其是否清醒

C. 触及桡动脉搏动

D. 触及颈动脉搏动

E. 观察胸部起伏

58. 患儿，1 岁。因肺炎、心力衰竭住院。医生查体其患有先天性心脏病动脉导管未闭，待心力衰竭控制、肺炎治愈再行介入治疗。动脉导管未闭的特征性体征是

A. 左心房增大、左心室增大

B. 肺动脉瓣区第二音亢进、分裂

C. 胸骨左缘第二肋间处可闻及连续性机器样杂音

D. 水冲脉

E. 股动脉枪击音

59. 急性心肌梗死患者急需住院治疗，住院处护理人员首先应

A. 办理入院手续卫生处置

B. 进行护理诊断

C. 介绍医院规章制度

D. 氧气吸入，立即用平车送患者入病区

E. 留尿便标本进行检验

60. 超声雾化吸入地塞米松的作用是

A. 控制呼吸道感染

B. 解除支气管痉挛

C. 稀释痰液，帮助祛痰

D. 减轻呼吸道黏膜水肿

E. 激素疗法，治疗肺癌

61. 患者，男，70 岁。诊断为慢性阻塞性肺疾病（COPD）并发呼吸衰竭。血气分析：PaO_2 47mmHg，$PaCO_2$ 50mmHg，pH 7.25，为呼吸性酸中毒。纠正酸中毒的主要措施为

A. 增加通气

B. 静脉滴注碱性药物

C. 控制感染

D. 使用激素

E. 提高吸氧浓度

62. 患者，女，36 岁。以类风湿关节炎收住院，经治疗后病情缓解出院，护士应进行的健康教育是

A. 避免劳累，预防感冒

B. 每日吃高蛋白、高热量饮食

C. 症状好转即可停药

D. 在家承担所有家务

E. 每日坚持锻炼 4 小时

63. 急性肾衰竭少尿或无尿期饮食的处理不正确的是

A. 热量供应以蛋白为主

B. 热量供应以糖为主

C. 可给适量的脂肪乳剂

D. 高维生素

E. 高热量

64. 易引起周围神经炎的抗结核药为
A. 异烟肼
B. 利福平
C. 链霉素
D. 对氨基水杨酸
E. 乙胺丁醇
65. 患者，女，15岁。剑突下阵发性钻顶样绞痛，伴恶心、呕吐。呕吐物中曾见蛔虫。下列发病的诱因中无关的是
A. 肠道功能紊乱
B. 高热
C. 饥饿
D. 喜食蔬菜
E. 驱虫不当
66. 婴幼儿秋冬季腹泻的最常见病原是
A. 腺病毒
B. 诺沃克病毒
C. 轮状病毒
D. 埃可病毒
E. 柯萨奇病毒
67. 下列哪项不是惊厥发作患儿的护理措施
A. 严密监护患儿发作过程，防损伤
B. 平卧位，头偏向一侧
C. 轻轻将舌向外牵拉
D. 手心和腋下放纱布
E. 将牙垫置于上下牙间
68. 患者，女，30岁。已婚。近3周来自觉无明显诱因出现情绪低落、兴趣减退、易疲劳、懒言少语、动作迟缓、早醒、便秘。自觉脑子变笨，好像木头一样；整个世界都是灰色的，什么都没有意思；觉得自己给家庭带来了很多麻烦，多次有轻生的念头。该患者最可能的诊断是
A. 神经衰弱
B. 抑郁症
C. 分离（转换）障碍
D. 反应性精神病
E. 精神分裂症
69. 为患者行胸腔闭式引流术，护士应准备的引流物品是
A. 橡皮片引流条
B. T形引流管
C. 凡士林纱布引流条
D. 烟卷式引流条
E. 橡皮管引流
70. 某孕妇，孕1产0，孕37周，诊断为“妊娠高血压”住院治疗。自诉因担心药物影响胎儿发育成长，不愿接受药物治疗，但又怕不服药会使病情加重，威胁胎儿的安全，心情矛盾。在护理时，首先应
A. 测量血压2~4次/天
B. 嘱咐安静休息
C. 观察症状
D. 心理护理
E. 观察并发症
71. 肝硬化大出血诱发肝性脑病的主要机制是
A. 失血量多导致休克
B. 失血后引起脑卒中
C. 失血造成脑组织缺氧
D. 失血量大干扰脑代谢
E. 肠道积血产氨增多
72. 患者，女，30岁。人工流产后，月经周期28~30日，经期8~12日，经量不定。根据临床表现，首先考虑为
A. 正常月经
B. 无排卵性功能失调性子宫出血
C. 黄体萎缩不全

D. 黄体发育不全

E. 子宫内膜慢性炎症

73. 患者，男，48 岁。患有哮喘 20 年，1 天前凌晨因感冒受凉再次发作，经口服氨茶碱、支气管扩张药仍不能控制，下午来医院急诊气急明显、口唇发绀、鼻煽、不能平卧，诊为哮喘持续状态。护理重症哮喘患者时，错误的是

A. 守护在床边，加强心理护理

B. 安排舒适的半卧位或坐位

C. 给予低流量鼻导管吸氧

D. 限制水的摄入

E. 痰多黏稠者可做药物雾化吸入

74. 下列哪项不是护患语言沟通的原则

A. 目标性

B. 规范性

C. 真诚性

D. 艺术性

E. 随意性

75. 患者，男，65 岁。患肝硬化 12 年。2 小时前呕鲜红色血液 1000ml，血压 90/55mmHg，脉率 120 次/分。急诊护士采取抢救措施，可不包括

A. 卧床休息，平卧头偏向一侧

B. 立即通知医生，备好抢救物品和药品

C. 心电监护，密切观察病情变化

D. 鼻饲给予流质饮食

E. 备好三腔双囊管待用

76. 患者，女，72 岁。患扩张型心肌病伴慢性右心衰竭 5 年，长期卧床。皮肤护理时，应着重预防压疮发生的部位是

A. 肩胛部

B. 枕部

C. 腰骶部

D. 胫前部

E. 足踝部

77. 患者，男，78 岁。卧位以头高足低位为主，此时导致压疮发生的力学因素主要是

A. 水平压力

B. 垂直压力

C. 摩擦力

D. 剪切力

E. 阻力

78. 浅Ⅱ度烧伤的损伤深度是

A. 角质层

B. 生发层

C. 真皮浅层

D. 真皮深层

E. 皮肤全层

79. 患者因心肌缺血、心绞痛发作卧床 4 周。为其床上洗发时，患者突感胸痛、心悸、面色苍白、出冷汗。护士应立即采取的措施是

A. 请家属协助洗发

B. 加快速度，迅速完成洗发操作

C. 注意保暖，为患者添加衣服后继续洗发

D. 短暂休息，鼓励患者坚持片刻

E. 停止操作，使患者平卧，吸氧，立即与医生联系

80. 患儿，女，1 岁。因热性惊厥入院，为防止抽搐再次发生，护理的重点是

A. 多晒太阳

B. 体温过高时应及时降温

C. 纠正电解质紊乱

D. 居室定期食醋熏蒸

E. 给予持续低流量吸氧

81. 患者，女，47 岁。输血 15 分钟后感觉

头胀、四肢麻木、腰背部剧痛。查体：脉弱，脉搏 96 次/分，血压 90/60mmHg。护士应采取的措施不包括

A. 腰背部热敷

B. 观察生命体征、尿量、尿色

C. 送余血行血型鉴定和交叉试验

D. 减慢输血速度

E. 立即停止输血，通知医生处理

82. 初孕妇，妊娠 39 周。妊娠中期产前检查未见异常。妊娠 38 周开始自觉头痛、视物模糊。查血压 160/110mmHg，尿蛋白 5.2g/24h，子宫收缩不规律，胎心率 134 次/分。此时应首先采取的措施是

A. 终止妊娠

B. 静脉滴注硫酸镁

C. 鼓励适度活动

D. 人工破膜并静脉滴注缩宫素

E. 急诊剖宫产

83. 患者，男，53 岁。体重 93kg。因工作压力大和应酬较多，近来经常出现恶心、呕吐、视物模糊、头晕等症状。查体：血压 180/95mmHg。护士向其解释导致出现上述状况最主要的发病机制是

A. 高级神经中枢功能紊乱

B. 肥胖

C. 饮酒

D. 年龄偏大

E. 高血压脑病

84. 患者，男，47 岁。因上消化道出血使用三腔双囊管为其止血。压迫 3 天后出血停止，考虑拔管。拔管前，护士嘱患者吞服液状石蜡 20~30ml，其目的是

A. 避免口干

B. 解除食管和胃底的压力

C. 防止囊壁与黏膜粘连

D. 润滑气囊以免再度出血

E. 彻底清洁鼻腔和食管

85. 患者，男，57 岁。患直肠癌，拟行 Dixon 术。术前 3 天护士遵医嘱给予患者口服甲硝唑，口服此药的目的是

A. 清洁肠道

B. 防止术后便秘

C. 预防手术癌肿复发

D. 防止术中出血

E. 杀灭肠道内细菌

86. 患者，女，32 岁。因水肿、大量蛋白尿入院，诊断肾病综合征，治疗期间护理人员应首先预防的并发症是

A. 血栓形成

B. 感染

C. 消化性溃疡

D. 骨质疏松

E. 出血性膀胱炎

87. 护士为亚急性感染性心内膜炎患者采集血培养标本时，最适宜的采集时间应在

A. 发热前，抗生素应用前

B. 发热前，抗生素应用后

C. 发热时，抗生素应用后半小时

D. 发热后，抗生素应用 1 天后

E. 任何时间均可

88. 患儿，6 月龄。阵发性哭闹伴呕吐。右侧腹部可触及腊肠样肿块。行钡灌肠造影检查可出现

A. “杯口状”阴影

B. “鸟嘴状”阴影

C. 立位腹平片见多个气液平面

D. 不对称腹胀

E. 龛影

89. 患者，男，52 岁。饱餐后出现上腹持续

性疼痛并向左肩、腰背部放射，伴有恶心、呕吐，诊断为急性胰腺炎。入院后行手术治疗并在腹腔内放置双套管灌洗引流。以下护理措施哪项不正确

A. 灌洗液滴入过程中避免空气进入
B. 若管腔堵塞，可用肝素液缓慢冲洗
C. 保护引流管周围皮肤
D. 引流管堵塞可用无菌生理盐水冲洗
E. 维持引流管内一定负压

90. 患者，女，67 岁。患有扩张型心肌病 10 年，患者近来出现一强一弱交替的脉搏。护士应如何指导患者休息或活动

A. 卧床休息
B. 正常作息但限制剧烈活动
C. 可参加日常活动
D. 恢复半天轻工作
E. 做康复期锻炼

A3/A4 型题

答题说明

以下提供若干个案例，每个案例有若干个考题。请根据各考题题干所提供的信息，在每题下面的 A、B、C、D、E 五个备选答案中选择一个最佳答案。

（91~93 题共用题干）

患者，女，65 岁。患风湿性心脏病 8 年余，近日上呼吸道感染后出现乏力，稍事活动就心悸、气急，伴有乏力，食欲缺乏，肝区胀痛，双下肢轻度水肿。查体：双肺底湿啰音，肝大，肝颈静脉回流征阳性，心率 128 次/分。

91. 护士为患者制订的休息活动计划是

A. 活动不受限制
B. 从事轻体力活动
C. 可在床上做轻微活动
D. 卧床休息，限制活动量
E. 严格卧床休息，半卧位

92. 护士告诫患者不适宜的饮食是

A. 低盐饮食
B. 高纤维食物
C. 少食多餐
D. 禁烟、酒
E. 禁食辛辣、刺激性食物

93. 用地高辛治疗后，患者出现头晕、头痛、恶心、呕吐、黄视，心率 45 次/分，心律不齐。该护士考虑患者出现的情况是

A. 心力衰竭加重
B. 急性前壁心肌梗死
C. 洋地黄中毒
D. 心源性休克
E. 全心衰竭

（94~96 题共用题干）

患者，男，70 岁。较长时间粪便干燥，近 2 周来，排便时疼痛伴出血，经检查，肛管皮肤全层裂开、形成溃疡，诊断为肛裂。采用坐浴等非手术治疗。

94. 该患者做直肠肛管检查时最合适的体

位是

A. 蹲位

B. 左侧卧位

C. 右侧卧位

D. 膝胸位

E. 截石位

95. 该患者肛门坐浴的水温应为

A. 20~26℃

B. 30~36℃

C. 40~50℃

D. 50~56℃

E. 60~66℃

96. 该患者的有关处理哪项不妥

A. 避免辛辣食物

B. 多吃水果

C. 服缓泻药

D. 采用直肠指检

E. 外用抗生素软膏

(97~99 题共用题干)

患者，女，34 岁。胸部锐器伤后半小时，出现呼吸困难，伴烦躁、出冷汗入急诊。查体：脉搏 102 次/分，血压 85/55mmHg，口唇发绀，气管左移；右侧胸中部有一伤口，随呼吸有“嘶嘶”声，右胸叩诊鼓音，呼吸音消失。拟行清创术及闭式胸膜腔引流术。

97. 急诊护士应首先采取的急救措施是

A. 开通静脉通路

B. 封闭胸部伤口

C. 用敷料覆盖

D. 镇静、镇痛

E. 胸腔穿刺抽气

98. 护士检查闭式胸膜腔引流的装置，错误的接入装置是

A. 水封瓶内放入定量的无菌生理盐水

B. 长玻璃管插入液面下 3cm

C. 水封瓶的瓶口要密封好

D. 胸腔引流管与短玻璃管上端相接

E. 水封瓶低于胸腔出口 60cm

99. 患者在行闭式胸膜腔引流期间，水封瓶不慎被打破，病区护士首先应

A. 嘱患者平卧

B. 重新更换水封瓶

C. 将胸腔导管反折捏紧

D. 立即用无菌纱布覆盖引流管

E. 拔除胸腔导管

(100~102 题共用题干)

患者，男，18 岁。大面积烧伤伴休克住院 1 周，1 周来尿少，每日尿量不足 400ml，患者头痛、头晕、嗜睡、心律不齐，呼吸深快，呼气有酮味。检查：面色潮红，体温 38℃，血压 150/90mmHg，脉搏 120 次/分，呼吸 30 次/分，尿比重 1.010，尿红细胞满视野，血尿素氮 20mmol/L，二氧化碳结合力 18mmol/L。

100. 该患者肾功能处于何种状态

A. 正常

B. 急性肾衰竭少尿期

C. 急性肾衰竭多尿期

D. 急性肾衰竭多尿后期

E. 急性肾衰竭恢复期

101. 患者的酸碱平衡状态是

A. 无异常

B. 代谢性碱中毒

C. 代谢性酸中毒

D. 呼吸性酸中毒

E. 呼吸性碱中毒

102. 护士告诉患者以下注意事项中，错误的是

A. 自己不要随便饮水

B. 多吃些水果以补充维生素 C

C. 注意烧伤创面清洁

D. 不要吃鸡蛋

E. 不要喝牛奶

（103～104 题共用题干）

患者，男，55 岁。近日因肺癌入院，待行手术治疗。

103. 患者术前禁食和禁水的时间是

A. 禁食 6 小时，禁水 3～4 小时

B. 禁食 8 小时，禁水 3～4 小时

C. 禁食 10 小时，禁水 4～6 小时

D. 禁食 8～12 小时，禁水 4～6 小时

E. 禁食 14 小时，禁水 6～8 小时

104. 患者今日上午在全身麻醉下行肺叶切除术，手术顺利，返回病房的卧位首先是

A. 半坐卧位

B. 去枕平卧，头偏向一侧

C. 左或右侧卧位

D. 中凹卧

E. 1/4 侧卧位

（105～107 题共用题干）

患者，男，30 岁。2 年前因胃溃疡做过"胃切除术"，近半年来常头晕、心悸，诊断为缺铁性贫血。

105. 其贫血的原因最可能是

A. 铁摄入不足

B. 铁需要量增加

C. 铁吸收不良

D. 铁消耗过多

E. 铁不能利用

106. 其外周血红细胞形态主要为

A. 巨幼红细胞

B. 正常红细胞正常色素

C. 小细胞低色素

D. 嗜碱性点彩红细胞

E. 球形红细胞

107. 护士指导其服用铁剂，下列哪项是错误的

A. 进餐时或进餐后服用

B. 液体铁需用吸管服用

C. 禁饮茶

D. 可同服维生素 C

E. 血红蛋白水平恢复正常后即停药

（108～110 题共用题干）

某孕妇，35 岁。孕 2 产 0，末次月经日期为 2017 年 8 月 8 日，2018 年 4 月 8 日在乘坐地铁途中被挤倒，腹部撞击地面后，突然感到阴道中有液体流出。入院后，阴道流出液检查 pH 为 7.1，干燥后可见羊齿状结晶。

108. 最可能的诊断是

A. 先兆流产

B. 胎膜早破

C. 前置胎盘

D. 羊水过多

E. 子宫破裂

109. 下列于首位的护理诊断应该是

A. 有感染的危险

B. 有休克的危险

C. 焦虑

D. 有出血的危险

E. 知识缺乏

110. 针对护理诊断，应采取的措施是

A. 严密观察胎心率变化，应用抗生素预防感染

B. 绝对卧床，头高足低位

C. 立即终止妊娠

D. 安慰患者，使其解除顾虑

E. 使用促凝血药，抗休克

（111~113 题共用题干）

新生儿，日龄 3 天。皮肤、巩膜黄染，精神、食欲尚好，粪便呈黄色糊状。实验室检查：血清胆红素 128μmol/L，血常规无异常，小儿血型为 O 型，其母为 B 型。

111. 该婴儿黄染的原因可能是

A. 溶血性黄疸

B. 肝细胞性黄疸

C. 先天性非溶血性黄疸

D. 胆汁淤积性黄疸

E. 生理性黄疸

112. 此时最佳的处理措施是

A. 给予转氨酶诱导剂

B. 立即蓝光照射

C. 观察黄疸变化

D. 给保肝药物

E. 输白蛋白

113. 有利于婴儿黄疸消退的食物是

A. 糖水

B. 牛奶

C. 羊奶

D. 番茄汁

E. 菠菜汁

（114~116 题共用题干）

患者，男，28 岁。从 3 楼坠下后 12 小时，神志不清，无脉搏，无血压，无尿，体温不升，全身广泛出血倾向，可见大片皮下瘀斑，并有呕血、便血，心跳和呼吸微弱。

114. 该患者处于

A. 休克早期

B. 休克抑制期中度

C. 休克抑制期重度

D. 濒死期

E. 系统功能衰竭期

115. 该患者易并发

A. 呼吸衰竭

B. 急性肾衰竭

C. 肝衰竭

D. 循环衰竭

E. 多器官功能障碍综合征

116. 对该患者最主要的抢救措施应是

A. 吸氧

B. 强心

C. 扩容

D. 抗凝疗法

E. 降温

（117~120 题共用题干）

患者，男，42 岁。肝硬化病史 5 年，今天饮酒后突然大量呕血，伴神志恍惚、四肢湿冷、血压下降。

117. 根据资料判断，患者的出血量约为

A. 500ml

B. >1000ml

C. 300ml

D. 600ml

E. 800ml

118. 护士采用的最为有效的止血方法是

A. 胃内灌注冰盐水

B. 三腔双囊管压迫止血

C. 静脉滴注西咪替丁

D. 输全血

E. 给予生长抑素

119. 护士应注意此时最易诱发的情况是

A. 心力衰竭

B. 代谢性酸中毒

C. 腹膜炎

D. 肾衰竭

E. 肝性脑病

120. 针对该患者，此时的护理措施错误

的是

A. 密切观察生命体征

B. 保持呼吸道通畅

C. 补充血容量

D. 禁食

E. 给予流质饮食

参考答案

第二单元　实践能力

1. C　2. C　3. D　4. D　5. C　6. B
7. D　8. E　9. A　10. D　11. E　12. B
13. C　14. D　15. D　16. E　17. C
18. C　19. B　20. C　21. C　22. A
23. A　24. E　25. A　26. D　27. A
28. A　29. A　30. E　31. D　32. B
33. E　34. D　35. E　36. D　37. C
38. B　39. E　40. C　41. C　42. C
43. B　44. E　45. E　46. C　47. E
48. C　49. E　50. A　51. E　52. D
53. B　54. B　55. A　56. B　57. D
58. C　59. D　60. D　61. A　62. A

63. A　64. A　65. D　66. C　67. D
68. B　69. E　70. D　71. E　72. C
73. D　74. E　75. D　76. C　77. D
78. C　79. E　80. B　81. D　82. B
83. A　84. C　85. E　86. B　87. A
88. A　89. B　90. A　91. D　92. B
93. C　94. B　95. C　96. D　97. B
98. D　99. C　100. B　101. C　102. B
103. D　104. B　105. C　106. C　107. E
108. B　109. A　110. A　111. E　112. C
113. A　114. C　115. E　116. C　117. B
118. B　119. E　120. E

解　析

扫码查看
相关内容